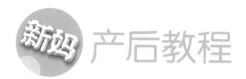
新妈 产后教程

产后摇身变辣妈

杨静 编著

U0318803

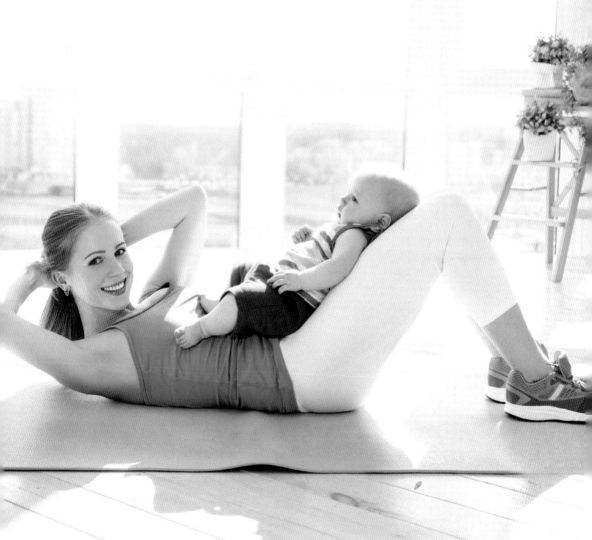

陕西新华出版传媒集团

陕西科学技术出版社
Shaanxi Science and Technology Press

图书在版编目（CIP）数据

产后摇身变辣妈 / 杨静编著 . — 西安：陕西科
学技术出版社，2017.7
（新妈产后教程）
ISBN 978-7-5369-6981-0

Ⅰ . ①产… Ⅱ . ①杨… Ⅲ . ①产妇－减肥 Ⅳ .
① R161

中国版本图书馆 CIP 数据核字（2017）第 081864 号

新妈产后教程·产后摇身变辣妈

出 版 者	陕西新华出版传媒集团　陕西科学技术出版社
	西安北大街 131 号　邮编 710003
	电话（029）87211894　传真（029）87218236
	http://www.snstp.com
发 行 者	陕西新华出版传媒集团　陕西科学技术出版社
	电话（029）87212206　（029）87260001
文案统筹	深圳市金版文化发展股份有限公司
摄影摄像	深圳市金版文化发展股份有限公司
印　　刷	深圳市雅佳图印刷有限公司
规　　格	723mm×1020mm　16 开本
印　　张	12
字　　数	200 千字
版　　次	2017 年 7 月第 1 版
	2017 年 7 月第 1 次印刷
书　　号	ISBN 978-7-5369-6981-0
定　　价	36.80 元

前言

经历了艰辛的怀孕 40 周后，一个新生命走进了新妈妈的生活，给整个家庭带来了无限的欢乐。然而，随之而来的一些身体变化，如妊娠纹、乳房松弛、身材走形、皮肤变差等，让产后新妈妈苦恼不已。每个女性都希望在生命中的不同阶段保持魅力与自信，产后女性更是迫切希望摆脱体态臃肿、皮肤粗糙等形象，追求健康生活中的阳光与活力，成为一个美丽的辣妈，那么，该怎么做呢？

《新妈产后教程·产后摇身变辣妈》将会成为新妈妈的得力助手！本书根据产后妈妈的需求，采用健康的生活理念，从饮食、运动、美容、心理等各方面，带领产后妈妈从月子期开始直到产后6个月，掌握饮食智慧，进行安全瘦身运动，并关注产后美容与保养，由头到脚、从内到外，打造一个辣妈形象。上到头发的护理，下到腿部脂肪的消除，内到心理环境的调适，外到衣着打扮及搭配，给予新妈妈全面的指导，为产后烦恼做减法，为美丽和自信做加法。

值得一提的是，本书特别针对产后女性的身体特点，介绍了重点部位的护理细节，如防止子宫下垂、重塑胸部曲线、注重会阴清洁等，还颇具特色地介绍了一种利于瘦身的亲子运动——亲子瑜伽，使产后妈妈在实现体态重塑的同时，享受美好的亲子时光。

拥有一个可爱的宝贝，身处一个幸福的家庭，自己也风采依旧，是一件多么幸福的事情。衷心希望每一位产后妈妈都能重塑窈窕身材，轻松变成美丽辣妈！

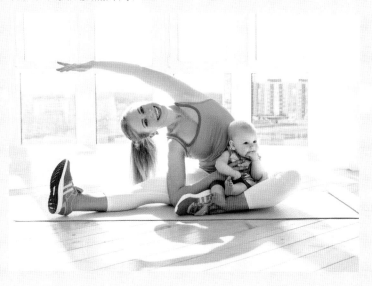

Contents 目录

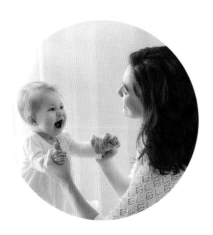

Part 1 了解产后变化，掌握产后瘦身好时机

Part 4　关注美容与保养，多爱自己一点

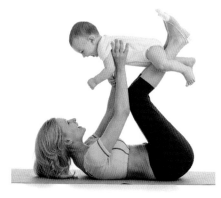

Part 5　产后心理调适，做阳光辣妈

【了解产后变化，
掌握产后瘦身好时机】

生完宝宝就像打完了一场硬仗。上过"战场"的你可能会发现，凯旋后，自己的皮肤、身材、体内各器官，甚至是微小的头发，都有所变化。面对这些变化，你是否已经整装待发，准备好迎接下一场"瘦身大作战"？不用着急，跟着本章节的指导，抓住瘦身"战机"，让身体一点一滴地恢复到孕前状态，甚至比孕前更辣、更美、更有魅力。

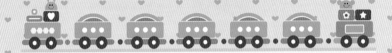

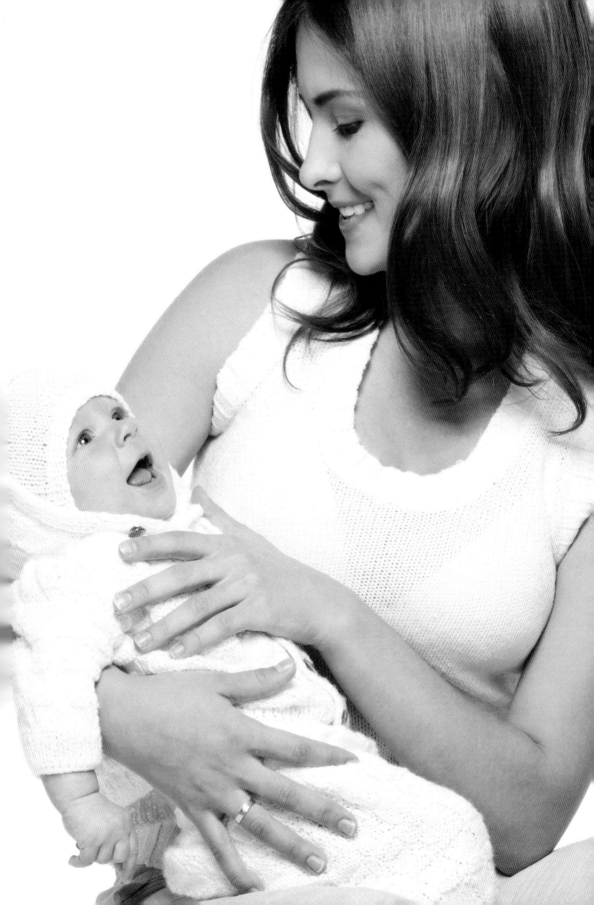

一、认识自己产后的变化

　　女人在生完孩子之后，体内的雌激素和孕激素水平逐渐下降，会给身体带来一系列生理变化。了解这些变化，能帮助新妈妈有针对性地进行调整和处理，从而帮助自身更快、更好地完成产后恢复工作。

1. 头发

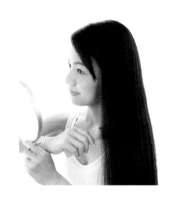

　　女性在生产之后，头发会大量或异常脱落，还会变得比较油，这是一种普遍存在的生理现象，是由于体内激素重新调整而引起的。女性在怀孕时，体内的雌激素较多，使得妊娠期的头发寿命相对延长；分娩后，体内的雌激素含量逐渐减少，性激素的比例也逐步恢复到了孕前的正常平衡状态，再加上产后精神压力较大、营养不良等因素，使得很多女性都会出现头发脱落、变黄等现象。

2. 面部皮肤

　　产后，有些皮肤白皙的女性面部容易产生雀斑、蝴蝶斑或黄褐斑等斑痕，这种皮肤斑的变化存在一定的个体差异，有的新妈妈会多一些，有的会少一些。面部斑痕通常是由于怀孕后胎盘分泌孕激素增多而产生的。生产后，体内孕激素的分泌会恢复到正常的水平，大部分新妈妈脸上的斑也会随之减轻或消失，但也有一部分人会残留在脸上。

3. 眼周皮肤

　　产后，新妈妈的眼周皮肤多会出现松弛、长皱纹和黑眼圈等情况，多由产后身体虚弱、情绪不稳、睡眠不足等所致。出现这些情况的新妈妈不必过于惊慌，注意多休息，并采取适当的保养措施，眼周及面部皮肤都可以得到很好的改善。

4. 手部

产后妈妈由于体内荷尔蒙的变化，易出现手腕韧带水肿的现象，肌腱也变得脆弱；或是因为抱宝宝的时间太久，导致手腕大拇指侧疼痛，医学上称之为手腕狭窄性肌腱滑囊炎，尤以哺乳期女性的发病率最高。判断这种手病的症状，可以从痛点着手——在拇指根部至手腕的桡侧位置，当握住拇指或将拇指往尺侧方向拉的时候，如果产生疼痛感，即为手腕狭窄性肌腱滑囊炎。

5. 乳房

一般来说，分娩后 2 ~ 3 天，新妈妈的乳房会膨胀增大，逐渐变坚实，且局部温度升高，静脉充盈，开始分泌乳汁。除此之外有的新妈妈还会出现乳房肿大、疼痛的现象，有的女性还可能会出现乳房下垂。一般来说，只要注意乳房保健和护理，科学哺乳，就能有效避免这些情况。

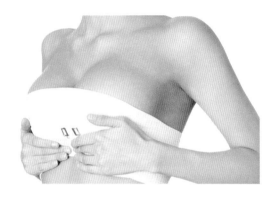

6. 腹部

产后腹部有三大变化，分别是腹部肥胖、皮肤松弛和妊娠纹明显。女性在怀孕期间，为了满足宝宝生长发育的需求，每天需要进食很多食物，加之产后缺少运动，容易导致脂肪堆积在腹部，形成腹部肥胖。孕期子宫的增大导致腹部肌群和皮肤过度扩张，真皮层被拉伤或断裂，易造成皮肤松弛，而真皮胶原纤维再生导致产生了萎缩性的疤痕，使得妊娠纹滋生。

7. 腿部

由于孕期出现的不同程度的下肢水肿和静脉曲张以及产后缺乏运动等，导致产后女性的双腿不再紧实丰满，皮肤变得松弛无弹性，有的还会有青筋盘旋扭曲于浅表，异常难看，往日的风采荡然无存。据统计，约有 80% 的孕妇在产后腿部变形、水肿，甚至成为水肿型萝卜腿，非常影响新妈妈的外表和心情。

8. 骨盆

骨盆是由骨骼构成的盆状物，其主要功能是支撑身体的结构，同时保护子宫和膀胱。怀孕期间，骨盆会支撑胎儿、胎盘以及扩大的子宫内一些额外液体的重量，保护胚胎的健康成长。在妊娠末期，卵巢会分泌一定的松弛素，使女性的生殖器官各韧带和关节变得松弛，以利于分娩。如果在分娩时出现产程延长，胎儿过大，生产时用力不当、姿势不正确以及腰骶部受寒等，或者骨盆某个关节有异常病变等因素，易造成耻骨联合分离或骶髂关节错位，从而产生不同程度的骨盆疼痛。

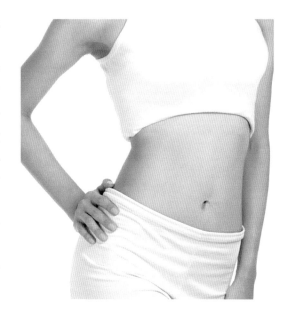

9. 子宫

女性子宫的肌肉——平滑肌非常发达，其富有弹力纤维，有很好的扩张能力。在怀孕之前，女性子宫的容积为 4 ~ 7 毫升，受孕后，至足月时，宫腔内的胎儿、羊水、胎盘等重量可达 5 千克以上，导致宫颈容积扩大了近 6000 倍。同时，子宫的肌肉收缩力也很强，临产时通过子宫收缩将胎儿娩出体外。产后也是依靠子宫不断且强力地收缩，将子宫从胎盘刚娩出后的状态逐渐恢复至妊娠前的正常大小，这个过程通常需要 4~6 周的时间。产后子宫颈也会出现松弛、充血、水肿的状态，一般 1 周后会恢复正常形状，4 周后恢复到正常大小。

10. 阴道

产后阴道的变化主要包括内阴的变化和外阴的变化两大部分。产后新妈妈外阴体会出现轻度水肿，一般会在 2 ~ 3 周内自行消失，会阴部的轻度裂伤或会阴切口在 4 ~ 5 天内愈合；内阴的变化主要是阴道壁被撑开，导致肌肉松弛，张力减低，出现肿胀并有许多细小的伤口，分娩后 1 ~ 2 天排尿时会有刺痛感，1 周左右可以自行恢复。新妈妈可以通过适量运动促进产后的阴道恢复。

11. 消化系统

女性在妊娠期，受体内激素水平的影响，胃肠道的平滑肌张力降低，胃酸及胃蛋白酶的分泌量减少。产后，随着新妈妈的胃、小肠及大肠恢复到孕前的正常位置，消化系统会逐渐恢复正常功能，但由于腹压功能降低，肠蠕动缓慢，常有中度肠胀气。再加上此时新妈妈的食欲欠佳，进食相对较少，而体内的水分排泄比较多，肠内容物较干燥，腹肌及盆底较松弛，容易发生产后便秘。

12. 泌尿系统

妊娠期体内潴留的水分会在产褥期经新妈妈的肾脏和皮肤排出体外，所以，在产后的最初几天，新妈妈的尿量会增大，出汗也会增多。另外，产程中由于膀胱受压、黏膜水肿、肌张力降低和会阴伤口疼痛，新妈妈易出现排尿困难，尤其是产程延长者，因胎先露的压迫，使膀胱黏膜充血、水肿，导致产后容易出现排尿不畅或尿潴留，甚至尿失禁。

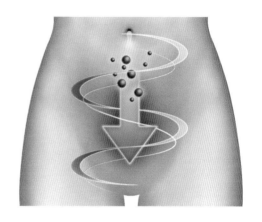

13. 内分泌系统

分娩后，新妈妈的内分泌系统也会出现相应的变化。产后新妈妈体内的雌激素和孕激素迅速下降，至产后1周时降至未孕时水平。一般未哺乳的新妈妈平均产后10周左右就可以恢复排卵，哺乳期的新妈妈则在4～6个月恢复。恢复月经较晚者，在首次月经前多有排卵。产后内分泌的变化是很微妙的，直接受精神因素的影响，所以每个新妈妈都应该保持愉悦的心情坐月子，使内分泌系统能够尽快正常运转。

14. 血液系统

分娩之后，子宫压迫腹腔静脉的现象消失，静脉回流增加，大量血液从子宫进入体循环，所以产后1～3天新妈妈的血容量会明显增加，产后1周内，白细胞数量下降，血小板数迅速上升，血浆中纤维蛋白原量增加，使血液处于高凝状态。

二、月子期的恢复与瘦身

产后坐月子是每一位新妈妈都会经历的重要阶段，历时大约 42 天，这也是女性产后生理功能恢复大致需要的时间。月子坐得好，才能帮助新妈妈调理好身体，修复因分娩带来的机体损伤，加快产后瘦身与恢复。

1. 月子期瘦身 5 大妙招

坐月子当然不仅仅就是"坐"完整个月子期，新妈妈在充分休息的基础上也要适度运动，并坚持科学合理的饮食和生活习惯，这样才能让产后"发福"的身体慢慢回归苗条和性感。

坚持少吃多餐

新妈妈在月子期的饮食宜坚持少吃多餐的原则，即总食量保持不变，一天可以吃 6 餐，每餐 7 分饱，这样既能满足营养需求，又可以增加饱腹感。而且，这种饮食方式不利于脂肪的堆积，有利于帮助新妈妈形成不易胖的体质，促进产后瘦身。

合理饮水，促进排毒

月子期掌握正确的饮水方式很重要。新妈妈应保证每天摄取的水分总量在 1200～1500 毫升，除了喝白开水之外，还可以喝一些温热的汤饮、月子水等，不仅可以调补气血、补充体力，还能促进新陈代谢，帮助排毒，让新妈妈更容易瘦下来。

尽量不吃甜食

大多数甜食含有高热量和反式脂肪酸，吃甜食后，人体的血糖会急剧上升，导致胰岛素大量分泌，从而促进脂肪合成，抑制脂肪的分解，对减肥不利。

保持充足的睡眠

充足而优质的睡眠能加速新妈妈体内的新陈代谢，有利于瘦身。另外，新妈妈在产后最好养成科学合理的生物钟，这对维持好身材也是有益的。

坚持适量的运动

对于产后新妈妈来说，制定科学的运动计划，并实施下去，是成功瘦身的关键。

2. 优质睡眠睡出易瘦体质

睡眠的质量直接影响着身体激素的分泌，良好的睡眠对于产后瘦身和养成易瘦体质有一定的功效。充足的优质睡眠可以促进新妈妈体内激素分泌，从而促进身体的新陈代谢，让体内的脂肪快速地被分解和消耗，最终达到瘦身的效果。想要有充足的优质睡眠，新妈妈首先得养成良好的睡眠习惯，形成规律的生物钟，这样新妈妈既有充沛的精力照顾新生儿，又能帮助自己早日恢复苗条的身姿。产后新妈妈可以从以下几个方面入手，改善睡眠质量：

睡前 2 小时内不进食

睡前 2 小时内最好不要吃东西，尤其是辛辣刺激的食物，也不要喝含有咖啡因的饮料，如咖啡、汽水等，否则会影响消化系统的正常运行，不利于睡眠。

放松心态，不胡思乱想

睡觉之前，将大脑中的思绪清空，不要胡思乱想，可以听一些轻柔、舒缓的音乐，放松身心。注意，听音乐的时间不要太长，以免起到反效果。

睡前简单运动

睡前适当做些身体锻炼，比如散步、练瑜伽等，这些简单的运动能缓解新妈妈身体和心理上的疲劳，改善产后失眠。也可以适当做做全身按摩，帮助身体放松和入睡。

睡前喝杯温牛奶

牛奶中含有色氨酸，它是大脑合成 5- 羟色胺的主要原料，而 5- 羟色胺能让人产生睡眠的欲望。同时，牛奶中的钙还能消除人体的紧张情绪，对神经衰弱者有益。

睡前泡脚或泡澡

睡前用热水泡脚或洗个温水澡，有助于调畅气血、舒经活络，可以缓解一天下来的疲劳与紧张感，让新妈妈更快、更好地进入梦乡。

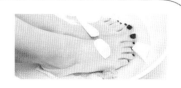

3. 盲目节食不利于产后恢复

不少新妈妈认为，高脂肪、高热量的食物是产后减肥大忌，秉承着"月子里吃得越多、补得越多，身材就越难恢复"的观念，盲目节食，甚至不惜采用吃减肥药、大量运动等方式，强迫自己变瘦。这种"求瘦心切"的做法，其实是万万不可取的。

刚生产完的女性，身体各个部位都需要一定的时间进行恢复，加上哺乳的重任，正是需要给身体补充营养的时候。此时若盲目节食，不仅不利于自身的健康，更会导致宝宝的营养跟不上。产后盲目节食，可能会带来以下不良后果：

影响产后身体恢复的进度

新妈妈在分娩过程中，往往会流失大量的血，容易造成产后气血不足，需要补充大量的营养，以弥补气血，促进身体康复。如果此时盲目节食，势必会影响整个身体的恢复进度，延长恢复周期。

引发或加重多种产后并发症

产后盲目节食，导致身体的营养跟不上，会引起一系列产后并发症，如产后贫血、产后虚弱和营养不良、子宫下垂、小便失禁、排便困难等，有的症状可能还会持续很长一段时间，甚至影响新妈妈一生的身心健康。

影响乳汁分泌，妨碍宝宝健康

对于产后哺乳的新妈妈来说，分泌乳汁需要消耗大量脂肪及其他营养物质。如果产后过度节食，饮食营养供应不足，就会影响乳汁的分泌量和品质，进而妨碍宝宝的身体健康。

其实，产后新妈妈只要注意饮食的方式、方法，不用节食就可以控制好体重，同时还能保证自己和宝宝的营养需求。新妈妈应注意膳食营养均衡，摄入种类丰富的食物，并注意蛋白质、碳水化合物、脂肪类食物的合理搭配，不要只偏好鸡鸭鱼肉等荤菜，尽量不吃或少吃甜食、油炸食品、动物油等高脂肪食物，不暴饮暴食。喝汤时，也应尽量选择蔬菜汤或荤素搭配的汤品，喝鸡汤、猪蹄汤宜先撇去上面的浮油再喝。科学的饮食计划，再配上适当的运动，产后身形恢复其实并不难。

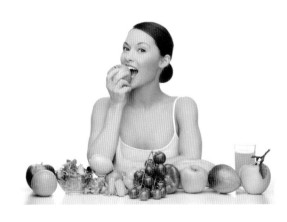

4. 坚持母乳喂养能促进脂肪燃烧

坚持母乳喂养，是产后瘦身的良好方式。喂母乳时，宝宝长时间吸吮乳头，能促进新妈妈的乳汁分泌，从而消耗掉体内多余的脂肪。宝宝的吸吮还能促进子宫的收缩，加快新妈妈身体的康复速度。

据营养专家介绍，孕妇在分娩前，体内大约会积存 36000 卡（1 卡 =4.187 焦耳）热量，以供应日后哺乳时期的需求，这些热量相当于一个中等身材的女性 20 天的热量所需。依据相关医疗卫生机构的建议，产后新妈妈每天应比其产前多摄取 500 卡的热量，以促进产后的伤口复原，并满足哺喂母乳的热量所需。而新妈妈每制造 200 毫升乳汁，平均就能消耗 60 ~ 70 卡的热量，以此计算，大多数哺乳女性每天哺乳 5 次，即可消耗热量 500 卡，相当于跑步 2 公里所消耗的热量。相比之下，未哺乳的妈妈就需要依靠额外的运动来消耗体内过剩的脂肪，并要保证每周运动至少 3 次以上，每次 30 分钟，才能达到有效的减重效果。

哺乳瘦身的效果因人而异，有的新妈妈瘦得多一些，有的则少一些，还有的新妈妈不瘦反胖，这多半是由于饮食搭配不科学，或母乳喂养的方式不正确所致的。可见，要想达到明显的瘦身效果，新妈妈在正常哺乳的同时，还应注意保持营养均衡，既不能盲目节食，也不可放纵大吃，在保证身体需要的基础上，满足宝宝的母乳需求即可。

另外，哺乳期也可以选择做一些幅度不大的有氧运动，如瑜伽、慢走、慢跑等，不仅有益于乳汁的分泌，还能进一步促进脂肪的燃烧。注意，运动后不能马上喂奶，至少要过半小时再喂宝宝。

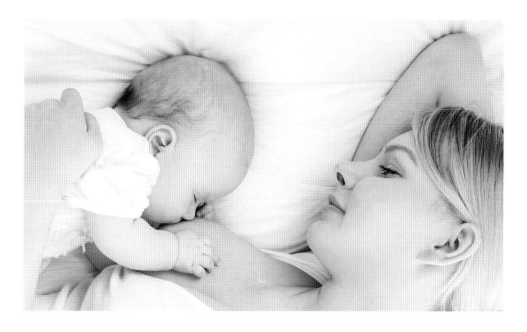

5. 抑郁妈妈多产后肥胖

产后新妈妈在经历了分娩之后，社会角色发生了变化，加之产后体内激素的变化，情绪会有所波动。如果负面情绪长期郁积，就可能造成产后抑郁。产后抑郁不仅会给新妈妈的家庭生活带来影响，不利于宝宝良好性格的养成，还会为新妈妈的产后瘦身埋下隐患。有研究证明，出现产后抑郁后，有一半的新妈妈体重会随之上升，这是因为抑郁者情绪持续低落，身体内分泌失衡，需要吸收大量热量来抵抗负面情绪，从而导致进食过多，体重失控。

因此，产后新妈妈应警惕产后抑郁，平时要有意识地提醒自己，保持心情舒畅，避免烦躁、生气、忧愁等情绪因素的影响，多想想将来幸福的日子，以及宝宝的乖巧和可爱，不要将自己困在负面情绪中。如果有任何关于生活的烦恼和担忧，可以向家人或朋友倾诉，积极寻求解决的办法。如果产后抑郁情况较为严重，自己无法排解不良情绪，应积极寻求医生的帮助。

产后抑郁情绪自测

测试项目

○ 胃口很差，什么都不想吃，体重大幅增减。

○ 白天昏昏欲睡，夜间睡眠质量差或严重失眠。

○ 经常莫名其妙地发火，事后又有负罪感，不久后又开始发火，反复无常。

○ 几乎对所有事物失去兴趣，感觉生活没有希望。

○ 精神焦虑不安，常常为一点小事而恼怒。

○ 连续几天不言不语，不吃不喝。

○ 思想不能集中，语言表达混乱，缺乏逻辑性和综合判断力。

○ 有明显的自卑感，常常不由自主地过度自责，对任何事情都缺乏自信。

○ 不止一次出现轻生的念头。

以上9种情况如果新妈妈有超过5项（包含5项），并且这类情况已经持续了2周，那么很有可能患上了产后抑郁症，应及时去医院咨询，必要时接受专业治疗。

如果有3～4项符合，那么新妈妈应警惕，虽然还没有患上产后抑郁症，但是因为负面情绪积累较多，后期患抑郁症的可能性非常大，应及时排遣不良情绪。

如果以上情况只有2项或2项以下符合，则表示新妈妈只是暂时性的情绪低落，只要适时调整，就能远离产后抑郁。

6. 月子期瘦身别贪早

产后6周是新妈妈坐月子的时期，也是身体恢复的关键期，与此同时，哺乳妈妈还要给宝宝提供充足的优质母乳，新妈妈月子期瘦身不可操之过急，尤其是哺乳妈妈应格外注意。

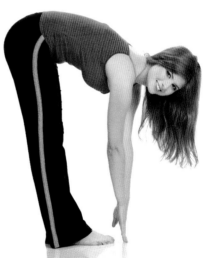

怀孕期间，为了适应分娩的需要，孕妈妈的盆腔内韧带、肌肉、阴道黏膜等都会变得松弛，宝宝出生后，这些身体上的变化需要一定的时间来恢复。因此，产后最重要的是调理身体。实际上，月子期身体恢复得越好，瘦身也会越快。如果过早进行瘦身运动，可能会压迫腹腔，延缓子宫、腹部肌肉的恢复，而且容易导致子宫脱垂。

月子里的新妈妈应以身体恢复为主要任务，并根据自己的身体恢复情况逐步做一些基础活动和简单的运动。产后系统的瘦身运动最好在产后两三个月至半年内进行。这时，新妈妈的伤口已经愈合，内分泌及新陈代谢逐步恢复正常，且身体组织尚处于修复状态。此时坚持正确的锻炼方式，有助于快速消减脂肪，还不会影响哺乳。

三、把握产后瘦身"黄金期"

从产后两三个月起，至产后 6 个月，是新妈妈瘦身的"黄金期"。如果能抓住这段时间，坚持科学饮食，再做些合理的运动，就能及时改变体态，恢复到孕前的好身材，甚至比孕前还要好。

1. 把握改变体态的黄金时期

产后两三个月，新妈妈的子宫、盆底肌肉、胃肠功能等都已经基本恢复，而身体还处于变化之中，是修复身材的良好时机。另外，产后半年内，新妈妈体内的各种孕激素分泌会迅速恢复至原来的状态，新陈代谢的速度也较快，而因怀孕增加的体内脂肪还处于游离状态，未形成包裹状的难减脂肪，此时进行瘦身，能更快地燃烧脂肪，增加减肥的速度，降低反弹的概率。不过，未能在产后 6 个月完成瘦身的新妈妈也不必过于担心，只要掌握饮食技巧，适度运动，照样能够恢复原有身材。

产后第 1 周

此时的运动并不是单纯地为了瘦身，而是使气血畅通，让新妈妈尽快恢复元气。新妈妈可以下床做一些简单的运动，活动四肢，促进末梢部位的血液循环。

产后第 2 周

适度按摩腹部，促进恶露排出。顺产的新妈妈还可以做一些产后恢复操，锻炼子宫和会阴部位的肌肉力量。

产后第 3~4 周

此时新妈妈还不适合进行全面、系统的瘦身锻炼，不过，顺产的新妈妈可以持续上周的锻炼，恢复骨盆，锻炼腰部肌肉，并重点关注胸部、颈部、盆底、腰肌等部位的锻炼。

产后第 2~3 个月

该阶段大部分新妈妈都可以开始进行全面、系统的瘦身锻炼了，同时应注意饮食结构的改善和调整，通过减少饮食量，提高食物的质，辅助瘦身。

产后第 4~5 个月

此时可以适量加大运动量，非哺乳妈妈在产后满 4 个月后就可以像产前一样减肥了，哺乳妈妈仍需循序渐进。

产后第 6 个月

必须进行减重锻炼，以免脂肪真正成型，造成后续减肥困难。

2. 产后检查合格才能正式瘦身

产后瘦身，需先通过产后检查的关卡。产后检查是对产后新妈妈进行的健康检查，能及时发现新妈妈的多种疾病，避免新妈妈患病对婴儿健康造成的影响，同时还能帮助新妈妈确认身体的健康状态，新妈妈一定要引起重视。

通常在出院前，医生会叮嘱新妈妈及其家人，在产后第 6 周到医院进行产后检查。剖宫产新妈妈在出院前应先检查伤口的愈合情况，如果没问题再于产后 6 周进行回诊。

新妈妈经过了 6 ~ 8 周的休养之后，身体恢复已初见成效，此时可以去医院进行检查，检查内容包括出血（恶露）情况，排尿和大便情况，伤口恢复情况，乳房、乳头、子宫，检查双腿是否浮肿，测体温、脉搏和血压，进行尿检或尿液细菌培养，确定是否有心脏病，等等。如果新妈妈在坐月子期间有任何身体上的不适，也应及时告知医生。

产后检查是产程的最后一个关卡，我们建议新妈妈除了做产褥期体操外，在医生确定了自身的身体恢复情况良好之后，确定盆底没有过度损伤、没有早期的膨出脱垂的表现，再开始进行系统化的运动和瘦身。特别是那些体重过度增加的新妈妈，或在分娩时采用过手术助产的新妈妈，更应注意产后训练的时机。

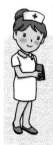

温馨提示：自测子宫恢复情况

除了去医院进行产后检查之外，新妈妈还可以在家自测子宫恢复情况，产后 3 天内，将双手放在小腹抚摸，可摸到软软的球状体，即子宫。从产后 24 小时开始，子宫每天大约下降 1 厘米，产后第 9 天，子宫应进入骨盆，无法由腹部触摸到了。平躺后，稍微用力抚摸，会发现子宫位置变硬，表明恢复良好。也可以通过产后恶露排出的情况进行判断。产后 10 天后，如果恶露黏稠，色泽较白，表明子宫恢复情况良好；如果产后 14 天后恶露依然呈现鲜红色，且有异味，就需要及时就医。

查找影响产后形态恢复的因素

产后快点恢复身材是很多新妈妈的目标，但是体形的恢复并非一蹴而就，受到很多因素的制约。有的新妈妈产后几个月就可以恢复到孕前的好身材，有的却恢复相对较慢，查找影响产后恢复的因素，可以帮助新妈妈有针对性地解决问题，更快实现瘦身。

孕前因素

包括新妈妈家庭成员的精神健康状况、自身健康状况、过去所受过的创伤、以前怀孕分娩和照顾宝宝的经历等。

孕期因素

包括是否患有孕期并发症，是否因高危妊娠而延长卧床休息和治疗时间，睡眠是否充足，在生活中是否有人照顾，等等。

分娩因素

不同的分娩方式、分娩时的突发情况等，都会影响新妈妈产后恢复的速度。如剖宫产的新妈妈就比顺产妈妈产后恢复速度慢。

产后早期因素

如产后是立即与婴儿接触（包括母乳喂养者）还是母婴隔离，产后是否感到疼痛以及伤口状况如何等。

产后晚期因素

包括产后上班的时间、宝宝的发育情况、宝宝是否存在喂养问题、产后睡眠是否充足、产后有无不良情绪、产后家庭和朋友是否一直在支持自己的工作等。

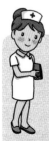

温馨提示：新妈妈必须有足够的自制力

产后恢复形体需要耗费时间和精力，运动和饮食非常考验新妈妈的自控力，如果不能坚持下去，就很容易受旁人或者自己的心理诱惑，导致瘦身受到重重阻碍，无法收到良好的成效。因此，新妈妈应给自己制订一个合理的计划，并按计划实施，必要时可以请家人或朋友监督自己。

4. 制订专属瘦身计划

每个想要瘦身的新妈妈都应该制订一个专属于自己的瘦身计划，毕竟每个人的体质不同，造成瘦身困难的原因也有所差异，如果只是一味地模仿别人的成功经验，并不能保证成效，甚至还会打击到新妈妈瘦身的信心，造成更大的反弹，得不偿失。

制定自己的体重管理目标

产后运动之前，首先要建立一个体重管理概念，明确减重目标，需要减掉多少体重，打算用什么样的方法来达到目标等，做到心中有数。新妈妈应将自己妊娠前后的运动量、体重等作为一个整体加以综合考虑，对自己的体重有一个科学的认识。那么，到底什么才是标准体重？自己的体重算不算肥胖呢？目前被广泛使用的一个判断依据就是体质指数，即 BMI。BMI 是与体内脂肪总量密切相关的一个指标，该指标综合考虑了一个人的体重和身高两个因素。

$$BMI= 体重（千克）÷ 身高（米）^2$$

$$标准体重 =22 × 身高（米）^2$$

$$肥胖度（\%）= \frac{（实际体重 - 标准体重）}{标准体重} × 100\%$$

标准的 BMI 值为 22，如果新妈妈觉得 BMI 值为 22 的体重数在外观上仍稍显胖，可将其乘以 0.9 作为减肥的目标体重。

根据自身情况具体分析

想要瘦身的新妈妈要根据自身的情况，制订属于自己的瘦身计划。比较适宜的产后减重速度是每周减 0.5 ~ 1 千克。另外，哺乳的新妈妈要尽量保证不要让体重迅速降低，以免影响乳汁质量，造成身体恢复速度减缓。

此外，还要根据自己的经验，总结自己是属于运动型、饮食型，还是混合型的，根据自身的特点，规划饮食、运动。只有这样，才能尽快实现减重目标。

5. 产后 4 个月，加大减肥力度

正常情况下，大多数新妈妈在产后 4 个月，身体已经基本恢复，能够承载运动、控制饮食等各项减肥措施了。对于非哺乳妈妈来说，产后满 4 个月，就可以像产前一样减肥了，不过，仍然在进行母乳喂养的新妈妈，则需坚持产后哺乳的减肥原则，适当减少食量和适度增加运动。

腰腹部是产后新妈妈身体变化最大的部位，产后 4 个月，无论是哺乳妈妈还是非哺乳妈妈，都可以通过适当运动来增强腰腹部肌肉的力量，从该部位开始，加大减肥力度。可以通过每天做 15 个深蹲，或 30 个仰卧起坐，减少腰腹部多余的脂肪。

此外，新妈妈还应根据自己制订的瘦身计划，坚持有氧运动，保证每天的有氧运动时间在 1 小时左右，可以尽可能采取多样化的运动方式，增加运动的趣味性，锻炼的部位也会更全面。

6. 减肥不等于体重减少

新妈妈要知道，体重减少和减肥是两回事。人体的体重是由大约 30% 的骨头、内脏、肌肉、脂肪以及 70% 的水分构成的，通常所说的减肥是指减掉身体内多余的脂肪，同样重的脂肪和肌肉，看起来脂肪可比肌肉多多了。因此，新妈妈如果想要获得瘦身效果，就要保证自己减下来的是脂肪而不是水分或肌肉。

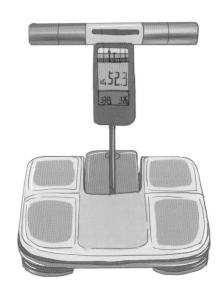

通常，通过节食等不科学的减肥方式会让人的体重下降，但减掉的只是体内的蛋白质、水分和肌肉，等到饮食恢复之后，再吸收的营养又会让体重反弹。因此，产后减肥的新妈妈在关注体重下降的同时，还应关注减掉的是否是脂肪，只有脂肪数量下降，才表明减肥是成功的。

新妈妈在进行体育锻炼时，可以关注身体曲线，并结合带有测脂肪的体重秤或身体脂肪测量仪来测量体重和脂肪量，确保自己每周减掉的脂肪量小于体脂总量的 1%，此外，还应通过做一些有氧运动，适当增加一些肌肉含量，让自己产后的肌肤回归紧致，重现傲人身姿。

7. 找对类型，对症减肥

导致新妈妈产后肥胖的原因有很多，有的是水肿，有的是胃口太大，有的是脾虚、肝肾两虚，还有的属于混合型肥胖，只有找到属于自己的肥胖类型，对症减肥，才能更快更好地实现瘦身目标。

水肿型肥胖——增加排汗，提高代谢

新妈妈产后都有不同程度的水肿，多是由于静脉循环不畅导致的，也有的是体质原因。水肿型肥胖相对其他类型更容易减，只要通过月子期多饮热汤和适当运动增加排汗量，提高身体新陈代谢的速度即可，切记不能通过节食来减重。

胃成型肥胖——改善日常饮食习惯

如果新妈妈在孕期或哺乳期容易饿且食量大，多半是胃成型肥胖。胃成型肥胖是由于胃容量较大，饮食习惯不健康，或者摄入营养不均衡等引起的，需要从改善日常饮食习惯入手，进行减肥。为此，新妈妈要少吃高热量、高脂肪食物，但需注意保证营养均衡。

脾虚型肥胖——健脾养胃，益气补血

脾虚型肥胖常常发生在孕前就有脾胃问题的新妈妈身上，表现为食欲一般、胃肠敏感、容易消化不良等，哺乳妈妈还会喜欢吃重口味的食物。该类型的新妈妈需要健脾，适合吃些能快速增加气血又不会产生赘肉的食物，如山药、芡实、薏米、小米等。

肝肾两虚型肥胖——增强肝肾功能

该类型的妈妈常常有精神疲倦、畏寒怕冷、面色苍白等症状，而且容易腰膝酸软，多发生于大龄的哺乳妈妈。需要增强肝脏及肾脏功能，达到调节阴阳、疏肝益肾的功效，以促进脂肪代谢，减少身体虚胖。

混合型肥胖——饮食 + 运动调理

混合型肥胖多是胃成型肥胖和脾虚型肥胖混合而成，表现为食欲好，胃口佳，时常出现腹泻或便秘等问题，体重增长快。新妈妈要从饮食和运动等多方面进行调理。

8. 产后运动中容易犯的错误

产后运动的目的在于预防或减轻因生产造成的身体不适及功能失调，协助骨盆、韧带、腹部及骨盆肌肉群功能的恢复，并使骨盆腔内器官位置复原。这是一个系统化的长期过程，其间，新妈妈要避开以下错误，才能达到良好的瘦身效果。

▼ 运动时憋尿 ▼

人体的尿液在膀胱内是无法通过运动排汗途径蒸发的，如果在运动过程中憋尿，会损害膀胱功能，久而久之还会造成泌尿系统疾病。而新妈妈分娩后身体本来就受损，如果憋尿，会影响产后恢复的速度和效果，有损肾脏功能。

▼ 运动时音乐选择的失误 ▼

某些产后运动可以配合音乐来做，例如热身时的伸展运动、产后瑜伽等。做运动时，新妈妈一定要选择适合的音乐，才能达到舒缓身心的效果。对于跑步等有氧运动来说，可以选择节奏明快的；对于瑜伽来说，则需选择轻柔和缓的。

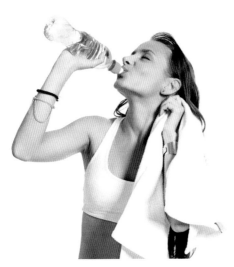

▼ 运动后马上哺乳 ▼

哺乳妈妈运动后不宜立即哺乳。一方面，运动后体热蒸腾，乳汁也为热气所侵；另一方面，中等强度以上的运动会使人体产生乳酸，乳酸潴留于血液中使乳汁变味，损害宝宝的身心健康。建议新妈妈运动结束休息半小时后再喂奶。

▼ 半途而废或急于求成 ▼

一部分产后新妈妈由于自制力差，无法坚持每天做运动，总是半途而废，如此反复，只会加大产后瘦身的难度，不利于顺利减肥。有的新妈妈还急于求成，想在短时间内实现自己的瘦身目标，为此剧烈运动，这些都是不科学的做法。

▼ 运动后立刻喝水 ▼

运动过程中身体会自然随汗液蒸发流失一部分水分，使新妈妈产生口渴的感觉，但是运动后不能马上喝水。否则，大量的水贮留在胃中，既影响膈肌升降，妨碍呼吸，又会增加排尿量，使体内的盐分进一步流失，对人体健康造成损害。

9. 产后运动瘦身应遵守的原则

产后运动瘦身，并非是盲目进行的，只要遵循一定的原则，就可以让新妈妈达到事半功倍的减肥效果。

1. **量力而为** 新妈妈要知道，产后适当运动是有益的，切勿为了快速瘦身而采取激烈的运动方式，这样不仅容易疲劳，还会损害健康。

2. **循序渐进** 新妈妈产后运动的时间可以先从每天 10 分钟开始，逐渐增至每天 30 分钟，如果能坚持在分娩后进行半年左右的连续锻炼，不仅对体质的改善有益，还可将全身的肌肉练得结实一些，消除身体各部位多余的脂肪，塑形效果更佳。

3. **避免压迫子宫** 新妈妈在运动之前，应去厕所排空小便，穿宽松的运动服，并避免久蹲，以防过度压迫子宫，加大产后子宫复位的难度。

4. **选择简单的有氧运动** 建议新妈妈选择轻、中等强度的有氧运动进行减重，能有效防止反弹。适宜的有氧运动包括散步、慢走、游泳、跳舞、练瑜伽、爬楼梯、做有氧体操等。

5. **运动后及时补充水分** 新妈妈在运动过程中会出汗，汗液蒸发会带走身体一部分热量和水分，因此运动后要及时补水。

6. **运动后要进行放松和拉伸** 进行了一段时间的运动过后，新妈妈千万不要忽略了肌肉放松和拉伸，这对形体的塑造十分有必要。也可以通过全身敲打和按摩促进血液的正常循环，将骨骼和肌肉恢复到最佳状态。

7. **产后运动需遵循医生的指示** 特别是对于有怀孕生产并发症者，如妊娠毒血症、产后大出血、产道严重受伤或心脏病等，要与医生商量决定产后运动的时机和适合的运动方式，剖宫产者也应如此。

【产后饮食智慧，
健康瘦身两不误】

产后恢复怎能少得了美食呢？在产后的饮食制作过程中，你需要给食材加上佐料、调味品，使食物变得更加可口美味。但是，也别忘了利用你的聪慧，给减脂去重添加一些"催化剂"。利用一道美食，就能做到瘦身健康两不误，美食与美丽共生存，想要减肥的你何乐而不为呢？所以，快快行动，动用你的美食智慧，开始健康瘦身吧！

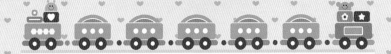

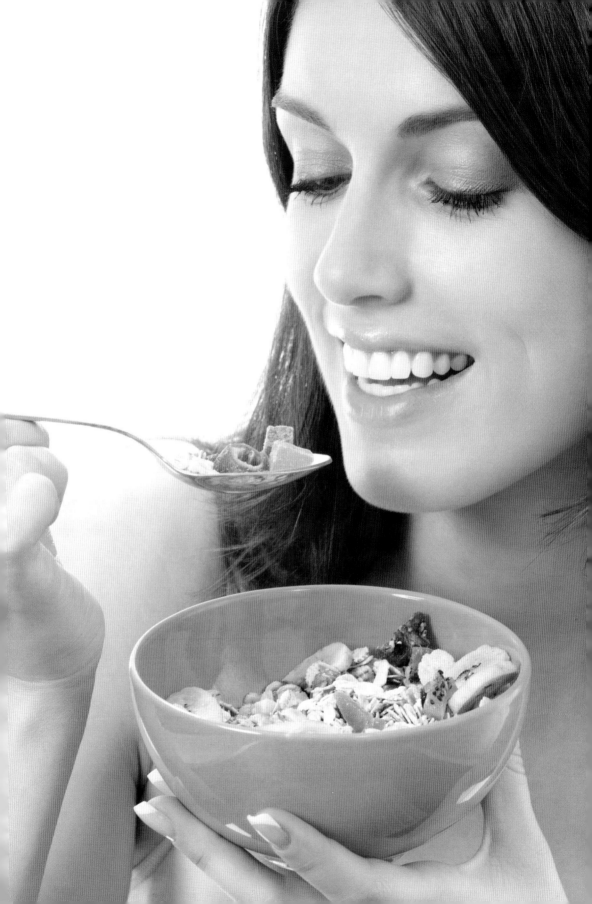

一、第1个月，减体重不减营养

产后第1个月正处于月子期，此时的新妈妈身体变得异常脆弱，急需通过饮食调理，将身体消耗的能量补回来。所以此时，不能光顾着减体重，还要注重饮食营养，帮助新妈妈顺利度过月子期。

1. 饮食原则

第1周，以"排"为主

本周主要是将新妈妈体内多余的水分、毒素以及恶露排出体外，由于刚生产完身体较为虚弱，胃口差，一定不能吃大补和大热的食品，如果强行填下重油重腻的补品，只会让胃口更加糟糕。此时新妈妈宜注意清淡饮食、荤素搭配，烹饪过程中尽量少放盐、酱油等调味料，保证口味清淡和营养均衡。同时，可以适当进食用麻油炒的菜，因为麻油能降低人体胆固醇水平，与一般食用油相比不易长脂肪，还能加速恶露排出。

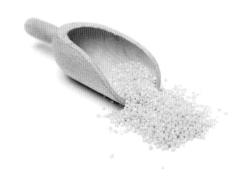

红糖既能补血，又能供能，是两全其美的佳品。任何要加糖的点心、粥等都可以加红糖。产后第1周也非常适合喝红糖水，不仅能活血化瘀，还能补血，并促进产后恶露的排出。但久喝红糖对产后子宫复原不利，一般控制在产后7～10天为宜。

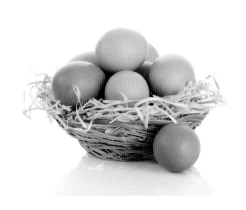

当然，像鸡蛋、小米、芝麻等也是适合在产后第1周食用的食材，他们营养丰富，易于消化，非常符合新妈妈的营养需求。

第 2 周，"调"出好身体

本周饮食摄取的主要目的是帮助新妈妈调养肾功能，增强骨质，恢复骨盆，并调理气血。此阶段的饮食仍应忌咸、忌油腻，尤其不要吃咸菜、泡菜等腌制类食品，适当吃些红枣、动物肝脏等补血食品，帮助滋阴补血。另外，还可以在医生的指导下进食杜仲，缓解尾椎骨疼痛。

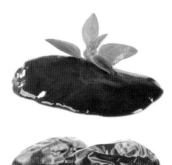

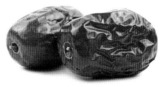

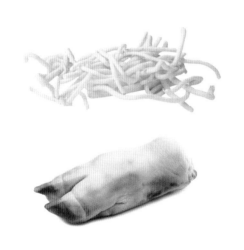

第 3 周，开始"补"起来

本周大多数新妈妈的身体排泄已经完成，此时可以吃些滋补身体的食物，以进一步增强体质，促进产后恢复。食补应以补血益气、恢复体力、补充精力、增强抵抗力为主，同时还要注意静养。

本周新妈妈的饮食宜温，不宜多吃生冷的食物。因为生冷食物会导致脾胃消化功能障碍，并且不利于恶露的排出。哺乳妈妈可从本周开始催乳，进食猪脚、通草等食材。

第 4 周，"养"出好肠胃

本周新妈妈的身体基本恢复生理机能，也能掌握宝宝的哺乳规律。此时新妈妈可进食一些补充营养、恢复体力的菜肴，为满月后独立带宝宝打基础。还需要注意肠胃的保健，健脾胃的食物包括芝麻、胡萝卜、南瓜等。

本周新妈妈进食的量较多，为了不长肉，最好每天吃 6 餐，每餐七分饱。妈妈还要根据宝宝吃奶量的多少，定量进餐，早餐可以多摄取五谷杂粮类食物，午餐可以多喝些滋补的汤，晚餐要加强蛋白质的补充，加餐可以选择清淡的粥品。

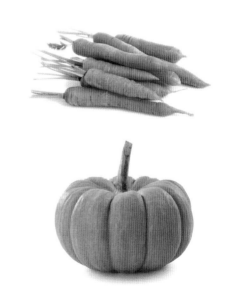

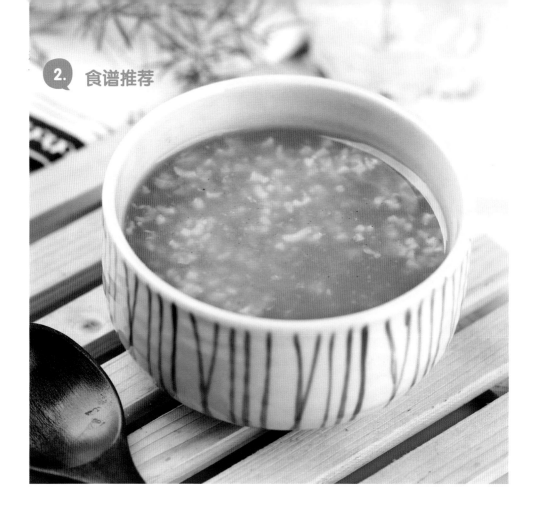

生化粥

材料 桃仁、川芎、炮姜各5克，当归6克，炙甘草2克，白米粥150克

调料 红糖5克

 营养功效

　　此粥含有丰富的碳水化合物，能给产后体虚的新妈妈补充能量。生化粥中含有活血散寒、祛瘀止血的中药材，有利于恶露的排出，促进子宫恢复，但出血过多的新妈妈不宜食用。

做法

1 将桃仁、当归、川芎、炮姜、炙甘草放入清水中，洗净。

2 将洗净的药材放入隔渣袋中。

3 取干净的砂锅，放入装有药材的隔渣袋，倒入230毫升的清水，大火煮开后转中火煎煮15分钟。

4 将煎煮好的药除去渣滓，取汁。

5 另取砂锅，倒入药汁。

6 将备好的白米粥放入锅中，搅拌均匀，再次熬煮至沸腾。

7 加入红糖，搅拌均匀即可。

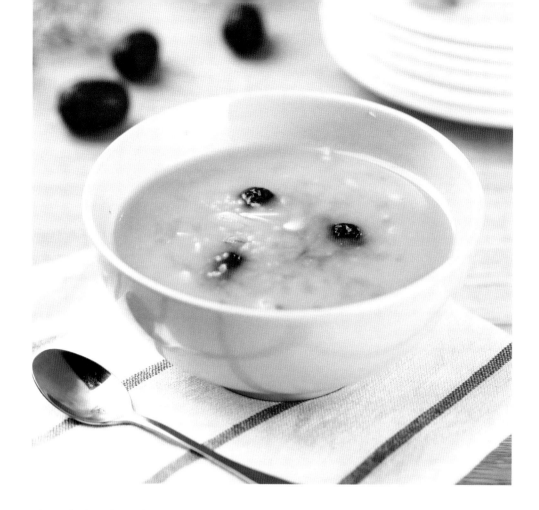

红糖小米粥

材料 小米 400 克，红枣 8 克，花生 10 克，瓜子仁 15 克

调料 红糖 15 克

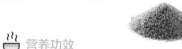

营养功效

　　此粥富含碳水化合物、铁等营养物质，对在分娩过程中消耗了大量体力的新妈妈有很好的补益作用，并能使新妈妈的身体恢复速度加快。

做法

1 砂锅中注入适量的清水大火烧开，倒入备好的小米、花生、瓜子仁，拌匀，盖上锅盖，大火煮开后转小火煮 20 分钟。

2 掀开锅盖，倒入红枣，搅匀，盖上锅盖，续煮 5 分钟。

3 掀开锅盖，加入些许红糖，持续搅拌片刻。

4 将煮好的粥盛出，装入碗中即可。

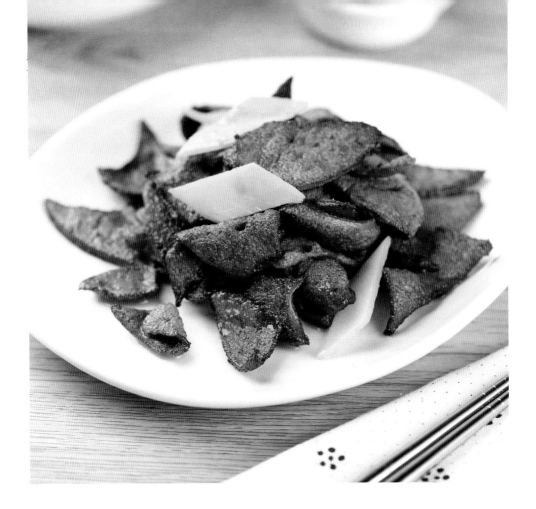

麻油猪肝

材料 猪肝 150 克，姜 4 片

调料 黑麻油 30 毫升，米酒 200
毫升，生粉少许

营养功效

　　猪肝含有丰富的铁、磷，这些是
造血不可缺少的原料。此外，猪肝还
富含蛋白质、卵磷脂和微量元素，有
利于增强人体的抗病能力，尤其适合
气血亏虚的新妈妈食用。

做法

1　将猪肝放在流动的水下冲洗干净，切成薄
　片，放入碗中。

2　往碗中滴入几滴米酒，加入少许生粉，抓匀，
　腌渍 5 分钟。

3　将腌制好的猪肝冲洗干净，沥干待用。

4　锅置于火上，倒入少许黑麻油，放入姜片，
　爆香。

5　放入猪肝，翻炒几下，倒入米酒，煮沸后盛
　出，装入碗中即可。

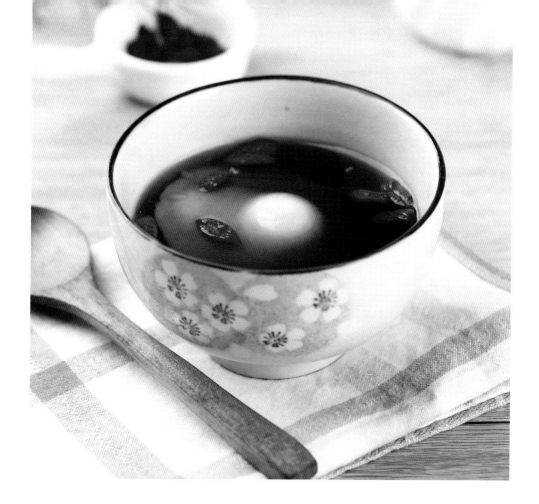

甜酒酿荷包蛋

材料 鸡蛋 2 个，枸杞 5 克
调料 红糖 40 克，米酒 200 毫升

🍲 **营养功效**

鸡蛋中富含蛋白质、磷、维生素等成分，可提高人体血浆蛋白量，增强机体的代谢功能和免疫功能，适合坐月子的新妈妈食用。

做法

1 锅中注入约 400 毫升清水烧开，放入准备好的红糖，盖上锅盖，用小火煮约 10 分钟至糖分完全溶于水中。

2 揭开盖，淋入约 100 毫升米酒，再打入鸡蛋，盖好锅盖，用小火煮约 5 分钟至鸡蛋成形。

3 揭开盖子，倒入余下的米酒，搅拌匀，再煮片刻，撒入洗净的枸杞。

4 盖上盖子，续煮约 3 分钟至鸡蛋熟透。

5 关火后取下锅盖，盛出煮好的荷包蛋，放入汤碗中即可。

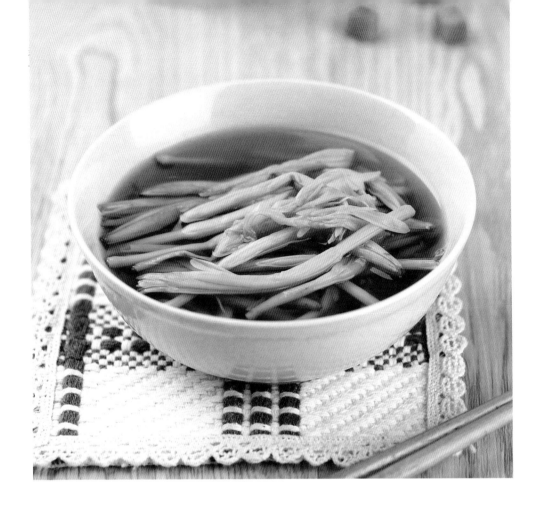

金针汤

材料　水发黄花菜 150 克
调料　红糖 25 克

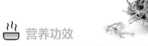

🍲 **营养功效**

黄花菜含有蛋白质、维生素 A、维生素 C 等成分，能促进乳汁分泌。坐月子期间适量食用还可缓解腹部疼痛，改善睡眠不安等情况。

做法

1 将黄花菜洗干净，待用。

2 锅中注入适量清水烧热，放入洗净的黄花菜，搅散。

3 加盖，烧开后转小火煮约 20 分钟，至食材熟透。

4 揭盖，搅拌几下，关火。

5 将煮好的食材装入碗中，饮用时加入红糖拌匀即可。

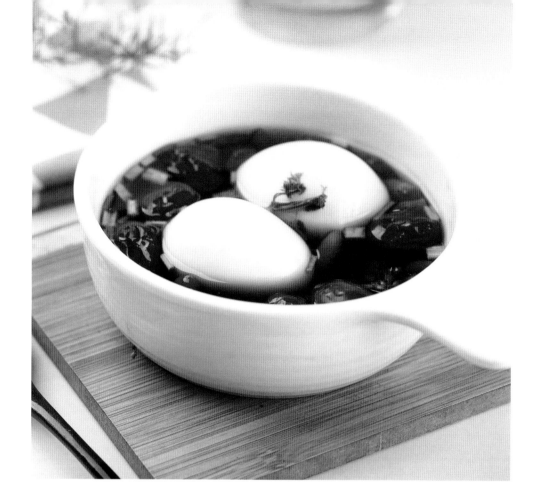

益母草鸡蛋汤

材料 熟鸡蛋（去壳）2个，枸杞
10克，红枣15克，益母草适量
调料 红糖25克

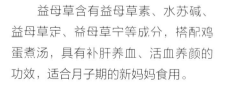

营养功效

　　益母草含有益母草素、水苏碱、
益母草定、益母草宁等成分，搭配鸡
蛋煮汤，具有补肝养血、活血养颜的
功效，适合月子期的新妈妈食用。

做法

1 砂锅中注入适量清水烧热，倒入备好的益母草，撒上洗净的红枣、枸杞，放入备好的熟鸡蛋。

2 加盖，烧开后转小火煮约35分钟，至药材析出有效成分。

3 揭盖，倒入适量红糖，拌匀，转中火续煮约2分钟，至红糖溶化。

4 关火，盛出煮好的鸡蛋汤，装在碗中即可。

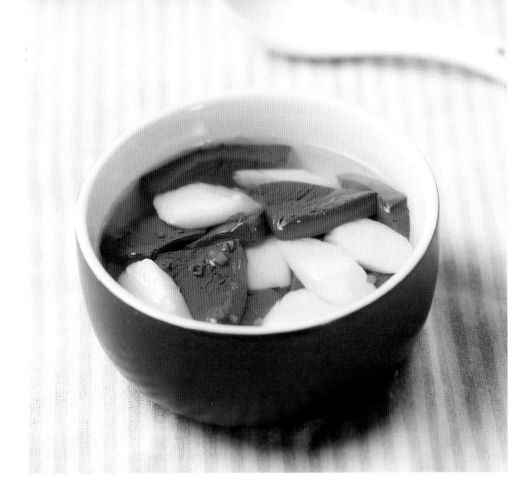

猪血山药汤

材料 猪血270克，山药70克，葱花少许

调料 盐2克，胡椒粉少许

 营养功效

　　猪血含有蛋白质、维生素 B_2、维生素C、烟酸、铁、磷、钙等营养成分，搭配补气的山药食用，可起到解毒清肠、补血美容的作用。

做法

1　洗净去皮的山药，用斜刀切段，改切成厚片，备用。

2　洗好猪血，切开后，改切成小块，备用。

3　锅中注入适量清水烧热，倒入猪血，拌匀，余去污渍，捞出猪血，沥干水分，待用。

4　另起锅，注入适量清水烧开，倒入猪血、山药，加盖，烧开后用中小火煮约10分钟至食材熟透。

5　揭开盖，加入少许盐，拌匀，关火后待用。

6　取一只碗，撒入少许胡椒粉，盛入汤料，点缀上葱花即可。

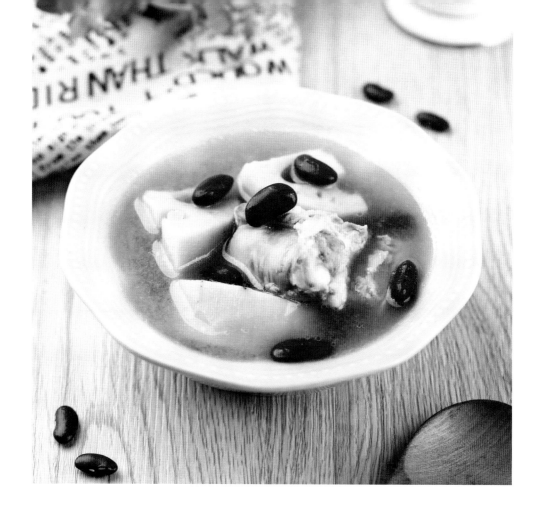

红腰豆莲藕排骨汤

材料 莲藕330克，排骨480克，红腰豆100克，姜片少许

调料 盐3克

 营养功效

　　莲藕含有蛋白质、脂肪、胡萝卜素、红维素、维生素等成分，具有健脾开胃、生津止渴、益气补血等功效，有助于排出恶露。常饮此汤还能补充营养、清除水肿。

做法

1 洗净去皮的莲藕切成块状，待用。

2 锅中注入适量清水大火烧开，倒入备好的排骨，搅匀，余片刻，将排骨捞出，沥干水分，待用。

3 砂锅中注入适量清水烧热，倒入排骨、莲藕、红腰豆、姜片，搅拌匀，盖上锅盖，煮开后转小火煮2小时至食材熟透。

4 掀开锅盖，加入少许盐，搅匀调味，将煮好的排骨盛出，装入碗中即可。

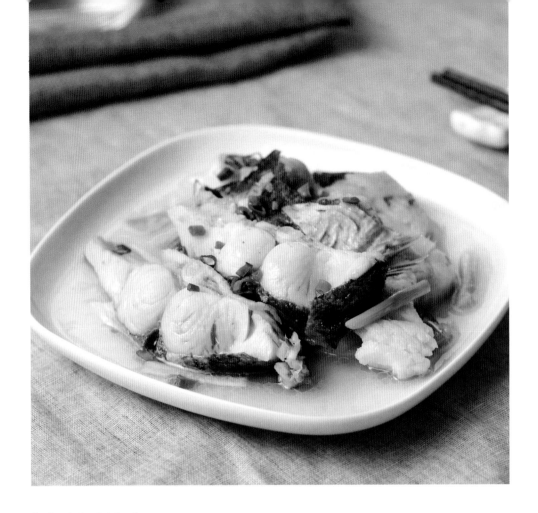

清炖鲢鱼

材料 鲢鱼肉320克，姜片、葱段、葱花各适量

调料 盐2克，料酒4毫升，食用油适量

 营养功效

　　鲢鱼含有蛋白质、维生素A、钙、镁、钾、磷等营养成分，具有增进食欲、美容护肤、健脾补气、温中暖胃、催乳等功效，适合产后第4周的新妈妈食用。

做法

1 处理干净的鲢鱼肉切成块状，装入碗中，加入适量盐、料酒，搅拌片刻，腌渍约10分钟至其入味，备用。

2 锅置火上，倒入少许食用油烧热，放入腌渍好的鱼块，用小火煎出香味，翻转鱼块，煎至两面断生。

3 放入姜片、葱段，注入适量清水，盖上锅盖，烧开后用小火炖约10分钟。

4 揭开锅盖，加入少许盐，搅匀调味。

5 关火后盛出炖好的鱼块，装入盘中，撒上葱花即可。

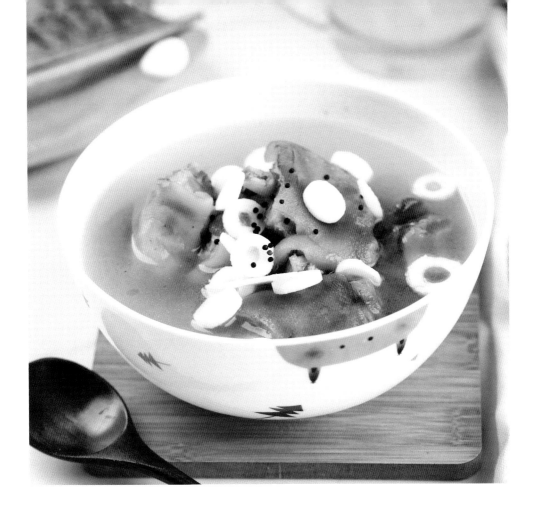

寄生通草煲猪蹄

材料 猪蹄400克，桑寄生15克，
通草、王不留行各10克，姜片少许

调料 料酒5毫升，盐2克

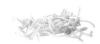 **营养功效**

　　猪蹄含有钙、磷、镁、铁、维生素A、
维生素D等成分，还含有丰富的胶原
蛋白，搭配通乳的通草一起煲汤，月
子期的妈妈食用能促进乳汁分泌，还
有助于美容养颜。

做法

1 锅中注入适量的清水大火烧开，倒入猪蹄，
淋入料酒，氽去杂质，将猪蹄捞出，沥干
水分，待用。

2 砂锅中注入适量的清水大火烧热，倒入猪
蹄、桑寄生、通草、姜片，再倒入备好的
王不留行，搅拌匀。

3 盖上锅盖，大火煮开转小火煮约3小时至
材料析出成分。

4 掀开锅盖，加入盐，搅匀调味。

5 关火，将煮好的猪蹄盛出，
装入碗中即可。

二、第2~3个月，增乳不增重

　　既想亲自哺乳，又想产后瘦身，怎么办？不用烦恼，产后瘦身和给宝宝正常哺乳是可以共存的，关键是新妈妈要调整好饮食，做到哺乳与瘦身平衡，这样才能在给宝宝全心全意的爱的同时，给自己一个苗条的身材。

1. 饮食原则

慢慢调整饮食习惯

　　科学的饮食习惯能在不影响哺乳的情况下达到瘦身，这才是哺乳妈妈最好的选择，然而哺乳妈妈的饮食习惯在孕期、月子期已经养成，如果抱着立刻就改变的想法，很可能会导致失败的结局。不妨给新妈妈一个星期的时间来适应，在这段时间里，允许新妈妈偶尔放开了吃。

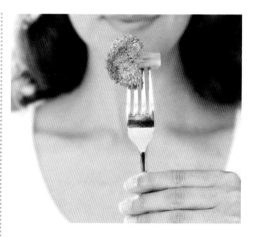

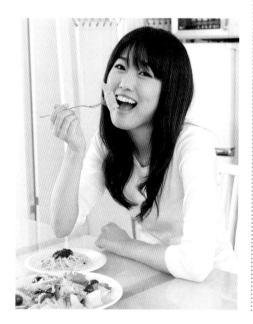

不可忽视早餐

　　早餐是每一个人一天中最不容易转变成脂肪的一餐，而且早餐营养的摄取需要为一天的能量需求打下基础，如果不吃早餐，会令中午的饥饿感提前到来，让午餐吃得更多。

　　尤其是哺乳妈妈，更不能不吃早餐，否则会影响乳汁的分泌。科学的早餐应该是低热量、营养均衡的，适当提高蛋白质的摄入，保证哺乳妈妈一天的蛋白质需求量，中午还可以少吃。

少吃多餐不长胖

有研究表明，一日吃 4 餐以上的人比一日 3 餐或少于 3 餐的人肥胖概率降低了约 45%，故保持苗条身材的秘诀是少吃多餐。

产后新妈妈可以根据自身的实际情况调整用餐次数。如哺乳妈妈可以在早餐保持与原来一样的进食量，中餐和晚餐的进食量最好比以往少一半，将中餐和晚餐的进食量分开吃，一天中任何时候饿了都可以吃一点，吃的东西也不必限制于米饭，像苹果、香蕉等新鲜水果，或者红薯、三明治都可以吃。但需要注意的是，每次都不要吃得太饱，保证八分饱就可以了。这样的饮食习惯不利于脂肪的囤积，身体很难胖起来。

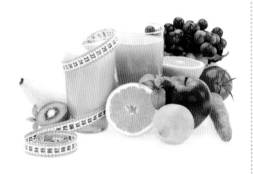

限制热量的摄入

月子期后，由于哺乳的需要，新妈妈对热量和营养的需求仍然较高，如果过分限制热量的摄取，不仅会影响自身的健康，还会影响正常哺乳。但是吃得过多，热量摄取过多就会造成营养过剩，脂肪囤积。产后妈妈在这一时期，相较于月子期可每天减少约 300 千卡的热量，这些热量可分配到一日三餐中减少，对饮食影响不大。

催奶也不宜大补特补

其实大鱼大肉式的进补对产出奶水的帮助作用很有限，营养摄入过于丰富反而会让奶水中的脂肪含量过高，对于肠胃功能发育尚未完善的宝宝来说，很难消化吸收甚至会出现腹泻。分娩后哺乳妈妈的运动量较小，如果大量进食高热量高脂肪的食物，会导致大量脂肪的聚积。加之产后代谢机能旺盛，出汗量和尿量增多，如果饮食过于滋补，会使大便燥化而干涩结滞，不易排出。因此，哺乳妈妈应该注重膳食平衡，避免大量进补，要坚持荤素平衡、干稀搭配。

晨起 1 杯水，排毒又瘦身

哺乳妈妈每天晨起后喝 1 杯白开水，不仅养生还能瘦身。我们在夜晚睡觉的时候，身体在排泄、呼吸的过程中消耗了大量的水分，在早上起床后，人的身体会处在生理性缺水状态，所以早晨及时补充水分，对身体很有好处。

另外，早晨喝白开水可以帮助排便和排尿，将身体内的代谢物快速地排出体内，而且还可以让皮肤变得更加光滑细腻。最重要的是，还能促进乳汁的分泌。

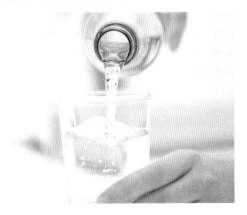

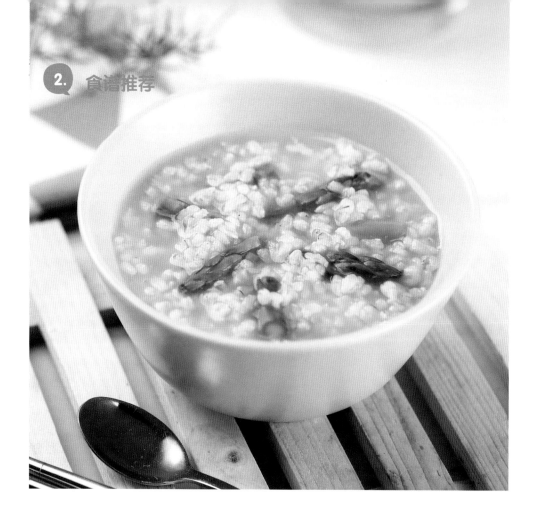

芦笋糙米粥

材料　水发糙米 100 克，芦笋 90 克
调料　盐 2 克，鸡粉少许

营养功效

　　糙米含有碳水化合物、蛋白质、维生素 E 等营养物质，搭配富含多种维生素的芦笋同吃，能增强产后新妈妈的体质，还能控制血糖的急速升高，减少体内热量转化为脂肪囤积的概率。

做法

1　将洗净的芦笋切成段，装入盘中，待用。

2　砂锅中注入适量清水烧开，倒入洗净的糙米，搅拌匀，盖上盖，煮沸后用小火煮约 30 分钟，至米粒变软。

3　揭盖，倒入切好的芦笋，再加入少许盐、鸡粉，拌匀调味，续煮片刻，至调味料溶于粥中。

4　关火，盛出煮好的芦笋粥，装入汤碗中即可。

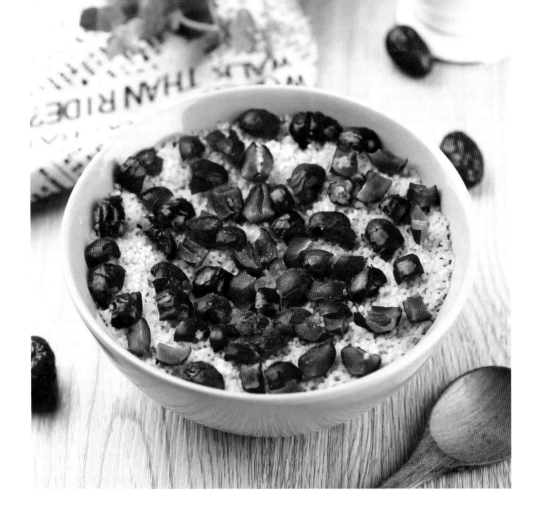

黄米大枣饭

材料 水发黄米 180 克，红枣 25 克
调料 红糖 50 克

营养功效

　　黄米大枣饭含有碳水化合物、蛋白质、有机酸、维生素等营养成分，此外，还含有一种葡萄糖苷，有镇静、助眠的作用，有利于产后虚弱的新妈妈恢复。

做法

1 洗净的红枣切开，去核，把枣肉切成小块。

2 洗好的黄米倒入碗中，倒入枣肉。

3 放入部分红糖，混合均匀。

4 将混合好的食材转入另一个碗中，撒上剩余的红糖，加入适量清水，备用。

5 将备好的食材放入烧开的蒸锅中，盖上盖，用中火蒸 1 小时，至食材熟透。

6 揭开盖，取出蒸好的米饭即可。

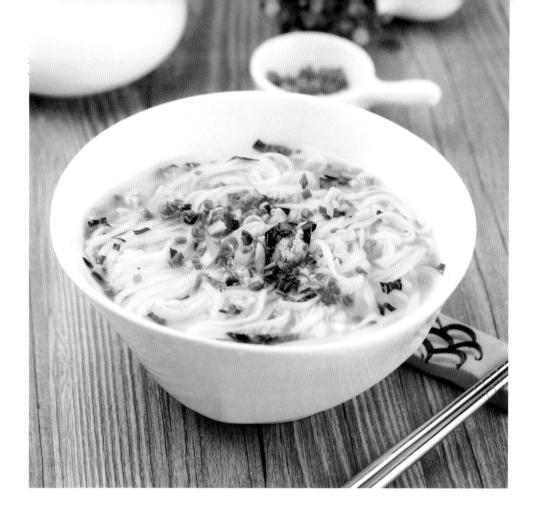

排骨黄金面

材料 面条130克，排骨段100克，胡萝卜35克，上海青45克

调料 盐、鸡粉各2克，料酒4毫升，食用油适量

🍲 **营养功效**

排骨面易于消化，含有蛋白质、维生素、磷酸钙、骨胶原、骨黏蛋白等营养成分，具有滋阴润燥、补充钙质、维护骨骼健康等功效，适合产后妈妈调理身体。

做法

1 将砂锅中的水烧开，倒入排骨段，淋入料酒，搅匀，加盖，用中火煮约40分钟。

2 揭盖，捞出汆好的排骨，放凉，切取肉，切小块，剁成末，备用。

3 洗净去皮的胡萝卜切成粒，洗好的上海青切细条，切碎。

4 将猪骨汤烧开，放入面条，拌匀，倒入肉末，放入胡萝卜，加盖，用中火煮约3分钟。

5 倒入上海青，转大火，煮至熟软，加少许盐、鸡粉、食用油，拌煮片刻，盛出面条即可。

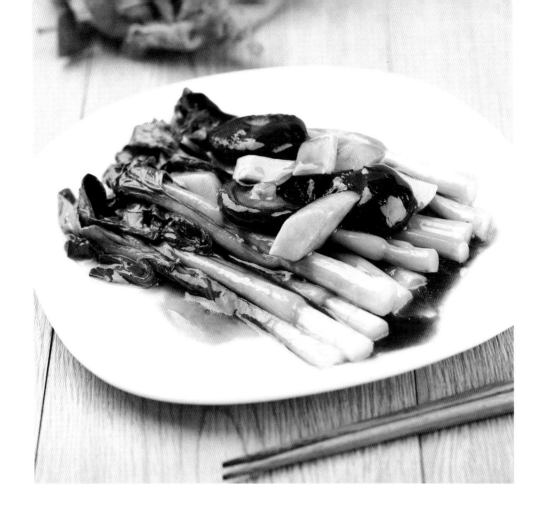

菌菇烧菜心

材料　杏鲍菇 50 克，鲜香菇 30 克，
菜心 95 克

调料　盐、鸡粉各 2 克，生抽、
料酒各 4 毫升

🍲 **营养功效**

　　杏鲍菇含有蛋白质、维生素、钙、
镁、铜、锌等营养成分，具有提高免
疫力、降低胆固醇的含量、促进血液
循环等功效，对产后新妈妈恢复和瘦
身均有益。

做法

1　将洗净的杏鲍菇切成小块。

2　锅中注入适量清水烧开，加入适量料酒，
　倒入杏鲍菇，拌匀，煮 2 分钟，倒入洗好的
　香菇，拌匀，略煮一会儿，捞出焯好的食材，
　沥干水分，待用。

3　锅中注入适量清水烧热，倒入焯过水的食
　材，加盖，用中小火煮 10 分钟至食材熟软。

4　揭开锅盖，加入适量盐、生抽、鸡粉，拌匀，
　放入洗净的菜心，拌匀，煮
　至变软。

5　关火后盛出锅中的食材即可。

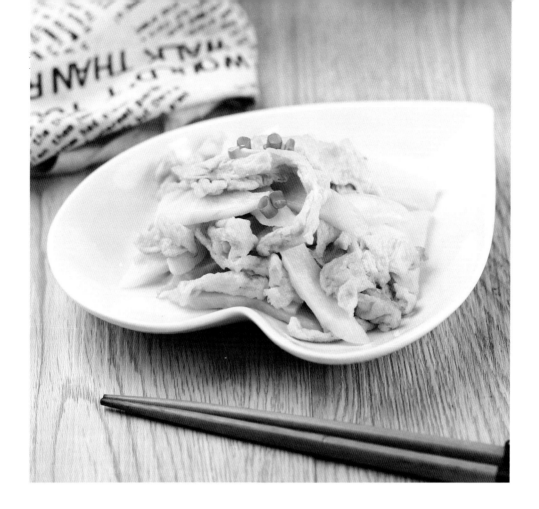

茭白炒鸡蛋

材料 茭白200克，鸡蛋3个，葱花少许

调料 盐、鸡粉各3克，水淀粉5毫升，食用油适量

营养功效

鸡蛋含有丰富的蛋白质、铁，茭白含有纤维素，两者搭配能促进肠胃蠕动，不仅有利于泌乳，还能预防便秘，适合产后哺乳的新妈妈食用。

做法

1 将鸡蛋打入碗中，放入少许盐、鸡粉，用筷子打散调匀，待用。

2 洗净去皮的茭白对半切开，切成片。往锅中沸水加入少许盐、食用油，倒入茭白，搅散，煮半分钟至其断生，捞出，沥干水分，备用。

3 炒锅注油烧热，倒入蛋液，炒至熟，盛出，装入碗中，待用。

4 锅底留油，将翻炒后的茭白和炒好的鸡蛋倒入锅中，放入盐、鸡粉，炒匀调味，撒葱花，淋入适量水淀粉，快速翻炒均匀。

5 关火，盛出食材，装盘即可。

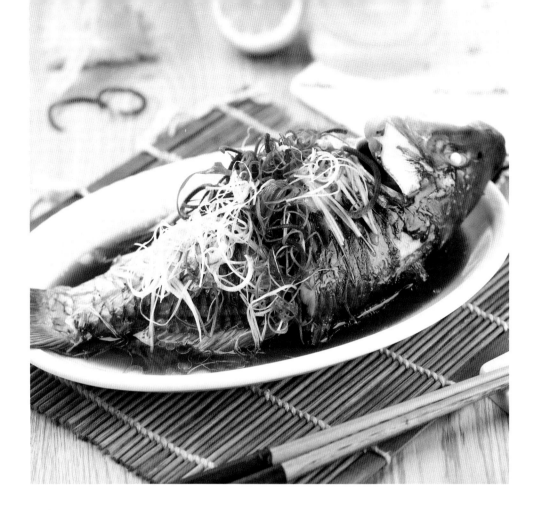

清蒸鲤鱼

材料 鲤鱼400克，姜丝、姜片各10克，红椒丝、葱丝各少许

调料 盐3克，蒸鱼豉油、食用油各适量

🍲 营养功效

鲤鱼含有丰富的蛋白质，容易被人体吸收，产后新妈妈食用能益气健脾、通脉下乳。因其清蒸的烹饪方式，口味清淡，少盐少油，有利于新妈妈控制体重。

做法

1 宰杀处理干净的鲤鱼装入盘中，放上姜片，均匀地撒上适量盐，放入烧开的蒸锅中。

2 盖上锅盖，大火蒸8分钟至鲤鱼熟。

3 揭盖，把蒸熟的鲤鱼取出，挑去鲤鱼身上的姜片，把葱丝、红椒丝和姜丝撒在鱼身上。

4 锅中加少许食用油，烧热，浇在葱丝、红椒丝、姜丝上，激出香味。

5 从盘底浇入蒸鱼豉油即可。

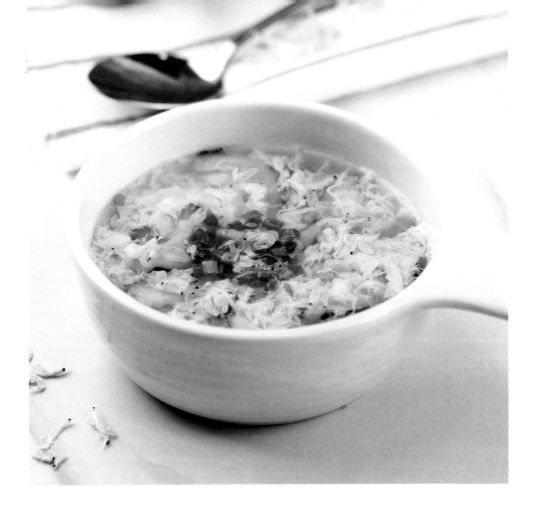

丝瓜鸡蛋汤

材料 鸡蛋1个，丝瓜120克，
虾皮30克，葱花少许

调料 盐、鸡粉、料酒各少许，
食用油适量

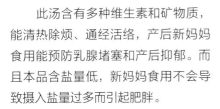

 营养功效

此汤含有多种维生素和矿物质，
能清热除烦、通经活络，产后新妈妈
食用能预防乳腺堵塞和产后抑郁。而
且本品含盐量低，新妈妈食用不会导
致摄入盐量过多而引起肥胖。

做法

1 将洗净的丝瓜去皮，再对半切开，切成片；
将鸡蛋打入碗中，搅散，调成蛋液，备用。

2 锅中注油烧热，放入虾皮，炒匀，淋入少
许料酒，炒匀，注入适量清水，加盖，大
火煮至沸。

3 揭开锅盖，放入丝瓜，再盖上锅盖，调至
中火煮1分30秒至丝瓜熟软。

4 揭开锅盖，加入少许盐、鸡粉，拌匀调味，
倒入蛋液，边倒边搅拌至蛋
花成形。

5 关火后盛出汤料，撒上葱花
即可。

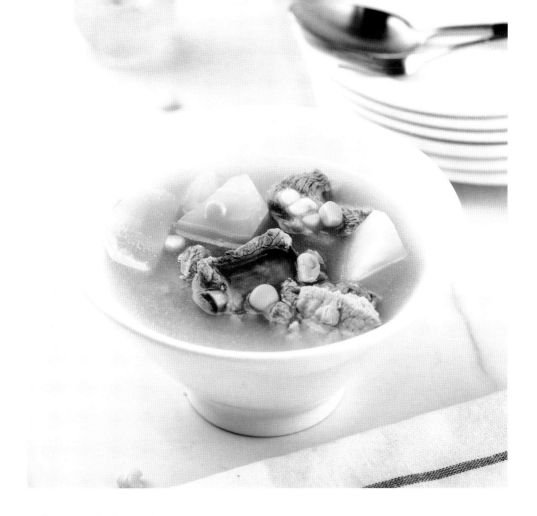

农家排骨汤

材料 排骨350克，玉米粒120克，莴笋100克，姜片少许

调料 盐、鸡粉各少许

 营养功效

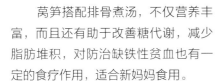

　　莴笋搭配排骨煮汤，不仅营养丰富，而且还有助于改善糖代谢，减少脂肪堆积，对防治缺铁性贫血也有一定的食疗作用，适合新妈妈食用。

做法

1 把去皮洗净的莴笋切滚刀块，洗净的排骨斩成小件，备用。

2 锅中倒入适量清水烧开，放入排骨段，拌匀，煮约半分钟，汆去血渍，捞出汆好的排骨，沥干水分，待用。

3 另起锅，注入适量清水煮沸，倒入汆好的排骨，再倒入玉米粒，加盖，煮沸后用小火续煮约60分钟。

4 揭盖，撒入姜片，倒入莴笋块，再加盖，煮沸后再煮约15分钟至莴笋熟透。

5 加盐、鸡粉，拌匀盛出即可。

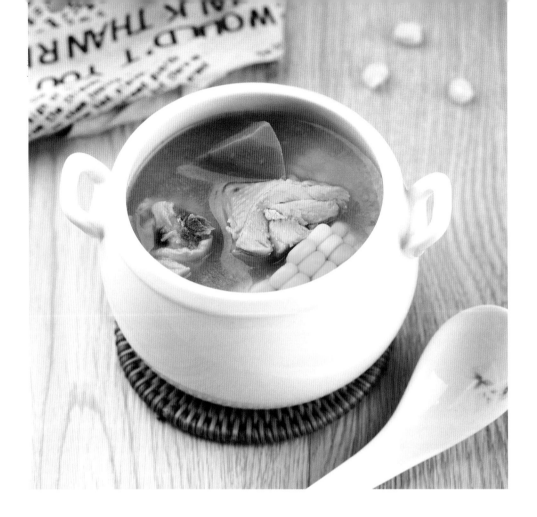

玉米胡萝卜鸡肉汤

材料 鸡肉块350克，玉米块170克，胡萝卜120克，姜片少许

调料 盐、鸡粉各3克，料酒适量

 营养功效

鸡肉含有蛋白质、磷脂及多种矿物质、维生素，具有增强免疫力、温中益气、健脾胃、活血脉、强筋骨等功效，可以让产后第2～3个月的新妈妈改善体质。

做法

1 洗净的胡萝卜切开，改切成小块，备用。

2 锅中注入适量清水烧开，倒入洗净的鸡肉块，加入料酒，拌匀，用大火煮沸，汆去血水，撇去浮沫，捞出鸡肉，沥干水分，待用。

3 砂锅中注入适量清水烧开，倒入汆过水的鸡肉，放入胡萝卜、玉米块，撒入姜片，淋入料酒，拌匀，盖上盖，烧开后用小火煮约1小时至食材熟透。

4 揭盖，放入适量盐、鸡粉，拌匀调味。

5 关火，盛出鸡肉汤即可。

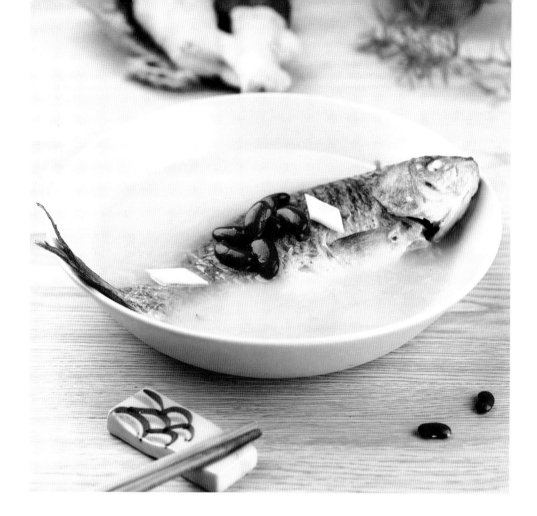

红腰豆鲫鱼汤

材料 鲫鱼 300 克，熟红腰豆 150 克，姜片少许

调料 盐 2 克，料酒适量

 营养功效

　　鲫鱼含有蛋白质、多种维生素及钙、磷、铁等营养成分，产后新妈妈食用能增强抵抗力，还能促进乳汁分泌。但肝肾功能较差的新妈妈最好少吃鱼类，避免摄入过多蛋白质，增加肝肾负担。

做法

1 将宰杀、处理干净的鲫鱼装入盘中，放上姜片，均匀地撒上适量的盐。

2 用油起锅，放入处理好的鲫鱼，注入适量清水，倒入姜片、红腰豆，淋入料酒。

3 加盖，大火煮 17 分钟至食材熟透。

4 揭盖，加入盐，稍煮片刻至入味。

5 关火，将煮好的鲫鱼汤盛入碗中即可。

三、第 4 ~ 6 个月，瘦身黄金期

此时的新妈妈已经进入产后瘦身最关键的时期，除了运动幅度增大以外，饮食也会有所改变。此时的饮食不仅要照顾到哺乳，还要照顾到瘦身，更要使瘦身后不反弹。

1. 饮食原则

改变进餐顺序

新妈妈在进食的时候，可以按照汤—蔬菜—饭—肉的顺序摄入食物，餐后半小时再进食水果。这样的顺序，在保证营养更好地被人体消化吸收的同时，还能有效控制热量的摄入，对新妈妈的瘦身计划有益。

饭前先喝少量汤，可以唤醒肠胃，润滑食道，让人产生饱腹感。蔬菜富含膳食纤维，也容易让人产生饱腹感。米饭、面食等富含碳水化合物的食物以及含蛋白质、脂肪成分的食物，则需要在胃里停留 1 ~ 2 小时，甚至更长的时间，适宜在蔬菜之后食用，可以减少摄入量，也能避免餐后血糖上升过快。水果含糖量较多，新妈妈食用时也应控制量，以每天不超过 200 克为宜，并尽量选择含糖量低的水果。

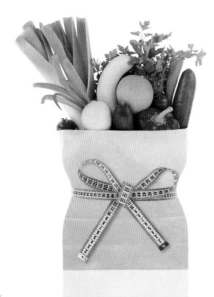

增加膳食纤维的摄入量

产后新妈妈可以适当增加膳食纤维的摄入。膳食纤维能加强胃肠道的运动速度，软化大便，预防和治疗便秘，保持肠道清洁；还能对肠道中的菌群起到改善之效，对体内的微生态平衡起到维持作用，有利于一些营养素的形成和结合；而且膳食纤维具有强大的吸收功能，食用后能产生饱腹感，还能有效抑制体内胆固醇的吸收。

虽然膳食纤维对新妈妈健康以及瘦身有益，但也要注意不要过量摄入，以免影响新妈妈对其他营养物质的吸收，造成营养不良。

定时进餐

科学合理的就餐时间，符合身体的活动规律，能为身体新陈代谢助力，让身体变成易瘦体质。以下是营养专家推荐的进餐时间表，新妈妈可以根据自己的实际情况进行调整。

餐次	推荐时间	理由
早餐	7:00 ~ 7:30	这个时间段，胃肠道已完全苏醒，消化系统开始运转，吃早餐能高效地消化、吸收食物营养
上午加餐	10:30 左右	这时人体新陈代谢速度变快，大部分人往往会隐隐感到有些饿，此时可以通过加餐来补充能量
中餐	12:00 ~ 12:30	中午 12 点之后是身体能量需求最大的时候，这时需要及时补充能量
下午加餐	13:30 左右	要合理搭配，挑选两三种具有互补作用、可以保证摄入营养均衡的食物，此时吃得好，晚餐就会吃得少
晚餐	18:00 ~ 18:30	如果吃得太晚，食物还未消化就睡觉，不仅睡眠质量不佳，还会增加胃肠负担，也容易诱发肥胖
晚上加餐	21:00 左右	睡前 4 个小时不能进食，但需要哺乳的妈妈可能会饿，此时可适时进食，但要控制食物量，宜选择流质食物

主食不能缺

主食是产后新妈妈餐桌上不可缺少的一部分，如果新妈妈选择少吃甚至不吃主食，会造成营养缺失，身体可能吃不消。尤其是哺乳妈妈，如果缺乏主食，不仅对自身健康不利，还会影响乳汁分泌。因此，产后新妈妈不能不吃主食。

我们的主食一般为白米饭、馒头，含糖量很高。可以将豆类等五谷杂粮与米面搭配熬成饭或粥。但哺乳妈妈也不宜食用太粗糙、坚硬的食物，仍需以米、面为主。

增加蛋白质的摄入

产后新妈妈要想减肥成功不反弹，提升基础代谢率是很好的方法。基础代谢率是指呼吸、保持身体温度等，其消耗的热量占人体总热量消耗的 65% ~ 70%。基础代谢率与体内肌肉含量呈比例，而肌肉的形成则依赖于蛋白质。所以，产后新妈妈在饮食中增加蛋白质的摄入，可以增加基础代谢率，同时提升肌肉在体重中所占的比例，不但能瘦下来，而且不反弹。

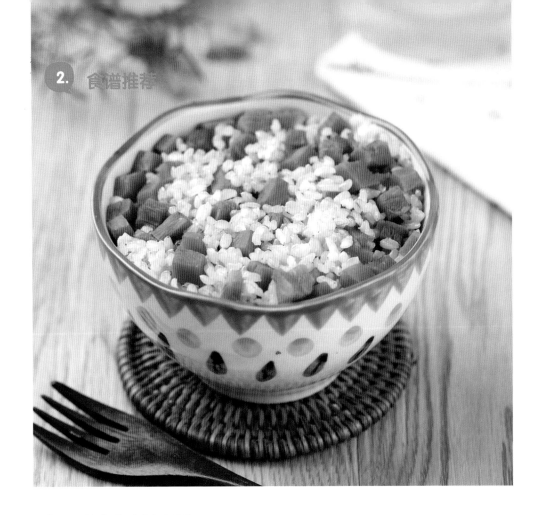

南瓜糙米饭

材料 南瓜丁 140 克，水发糙米 180 克，清水适量

调料 盐少许

 营养功效

　　此饭含有维生素 B_1、维生素 E、膳食纤维以及钾、镁、锌、铁、锰等元素，能促进肠道蠕动、预防贫血，新妈妈食用既可以补充营养也能少长肉。

做法

1 取一蒸碗，放入洗净的糙米，倒入南瓜丁。

2 注入适量清水，加入少许盐，拌匀，待用。

3 蒸锅上火烧开，放入蒸碗。

4 盖上盖，用大火蒸约 35 分钟，至食材熟透，关火。

5 揭盖，待蒸汽散开，取出蒸碗，稍微冷却后即可食用。

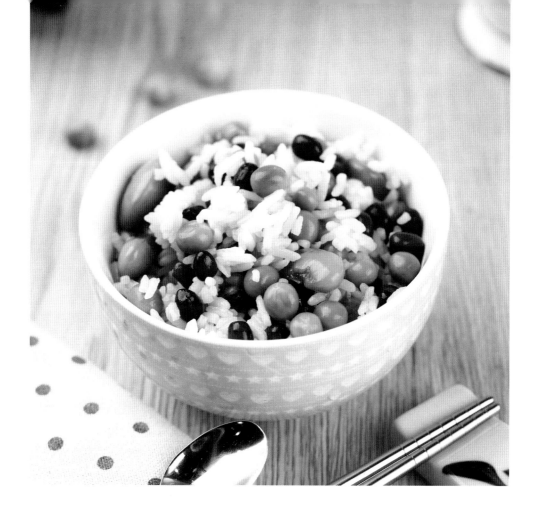

什锦豆饭

材料　水发大米 50 克，水发白扁豆 20 克，水发红豆 15 克，豌豆 30 克

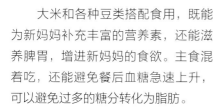
营养功效

　　大米和各种豆类搭配食用，既能为新妈妈补充丰富的营养素，还能滋养脾胃，增进新妈妈的食欲。主食混着吃，还能避免餐后血糖急速上升，可以避免过多的糖分转化为脂肪。

做法

1　砂锅中注入适量清水大火烧开，倒入泡发好的大米。

2　放入白扁豆、红豆，搅拌匀。

3　盖上锅盖，用大火煮开后转小火煮约10分钟。

4　掀开锅盖，倒入备好的豌豆，拌匀。

5　盖上锅盖，用小火续煮30分钟至熟软。

6　掀开锅盖，将煮好的什锦豆饭盛出，装入碗中即可。

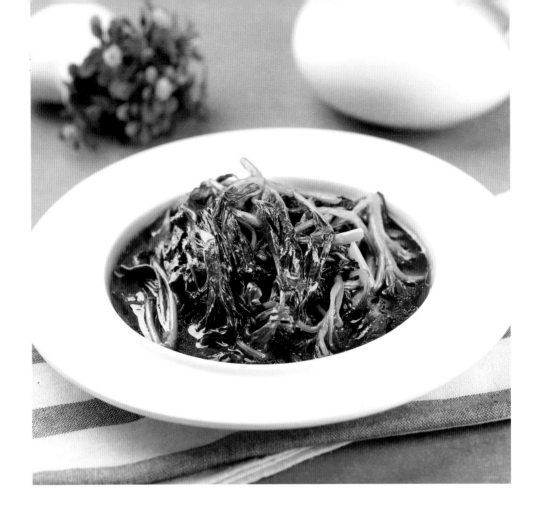

清炒苋菜

材料 苋菜 350 克

调料 盐 3 克，鸡粉 2 克，食用油适量

 营养功效

苋菜富含易被人体吸收的钙质，对牙齿和骨骼的生长可起到促进作用。此外，苋菜还是减肥餐桌上的主角，常食可以减肥轻身，促进排毒，防止便秘。

做法

1 用油起锅，烧至三成热。

2 倒入洗好的苋菜，大火翻炒至断生。

3 转小火，加入盐、鸡粉调味，快速炒至入味。

4 再转用中火翻炒几下，至苋菜熟透。

5 关火，将锅中已经炒熟的苋菜盛入盘中，摆好盘即可。

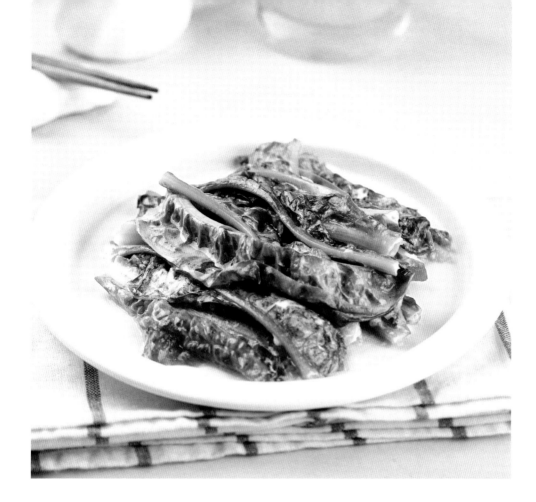

蒸莴笋叶

材料 莴笋叶 120 克，蛋液 30 克
调料 盐 2 克，生粉 10 克，辣椒
油适量

🍲 营养功效

　　莴笋叶含有丰富的膳食纤维、维
生素 A、维生素 C、视黄醇、钙、钾、
磷等营养成分，能改善糖代谢，减少
糖类向脂肪的转化，适合进行产后瘦
身的新妈妈食用。

做法

1 洗净的莴笋叶切段。

2 将切成段的莴笋叶装碗，倒入蛋液，将莴笋
叶拌匀，倒入生粉，拌匀，装盘。

3 备好已注水烧开的电蒸锅，放入莴笋叶，加
盖，调好时间旋钮，蒸 3 分钟至莴笋叶熟。

4 揭盖，取出蒸好的莴笋叶，撒上盐，浇上辣
椒油，拌匀食用即可。

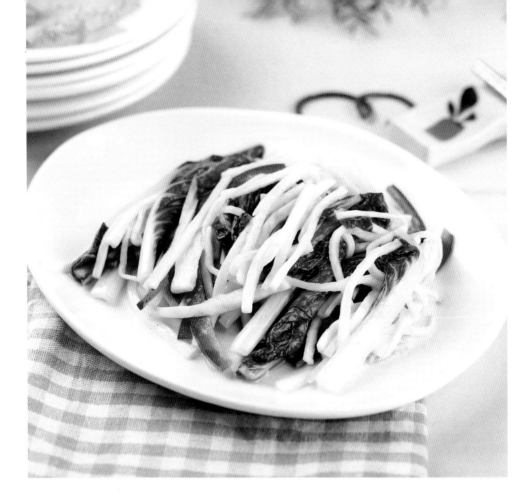

手捏菜炒茭白

材料 小白菜 120 克，茭白 85 克，
彩椒少许

调料 盐 3 克，鸡粉 2 克，料酒 4
毫升，水淀粉、食用油各适量

 营养功效

此菜含有蛋白质、膳食纤维、维
生素 A、B 族维生素、钙、磷、铁、硒、
锰等营养成分，产后新妈妈常食能保
持血管弹性、美白皮肤，增加饱腹感。

做法

1 洗净的小白菜放入盘中，撒上适量盐，搅
拌一会儿，至盐分溶化，再腌渍约 2 小时，
至其变软，切长段，备用。

2 洗净的茭白切成粗丝，洗好的彩椒切粗丝，
备用。

3 用油起锅，倒入茭白，炒出水分，放入彩
椒丝，加入少许盐、料酒，炒匀，倒入切
好的小白菜，用大火翻炒匀，至食材变软。

4 加入少许鸡粉，炒匀调味，
再用水淀粉勾芡。

5 关火后盛出炒好的菜肴，装
入盘中即可。

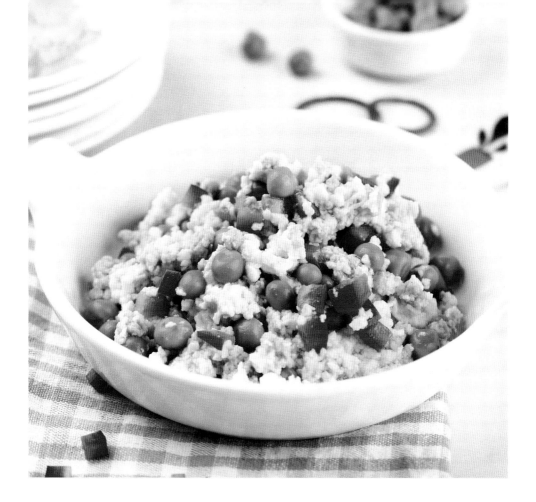

牛奶炒三丁

材料 猪里脊肉170克，豌豆70克，红椒30克，蛋清75克，牛奶80毫升

调料 盐、生粉各2克，料酒2毫升，食用油适量

🍲 营养功效

　　豌豆含有蛋白质、膳食纤维、维生素、钙、磷、钾等营养成分，具有增强免疫力、清洁肠道、促进新陈代谢、排毒等功效。

做法

1 洗好的猪里脊肉剁碎，放入碗中，加入适量盐、料酒，拌匀，腌渍10分钟。

2 将洗净的豌豆放入已烧开的水中，加少许盐、食用油，煮3分钟，倒入切好的红椒块，拌匀，煮至断生，捞出食材，沥干水分。

3 用油起锅，倒入里脊肉，炒至变色，关火后盛出炒好的里脊肉，待用。

4 将碗中的牛奶加入少许盐、生粉，拌匀，倒入蛋清，搅散，制成蛋奶液。

5 用油起锅，倒入蛋奶液，炒散，放入肉末、焯过水的食材，翻炒均匀，盛出即可。

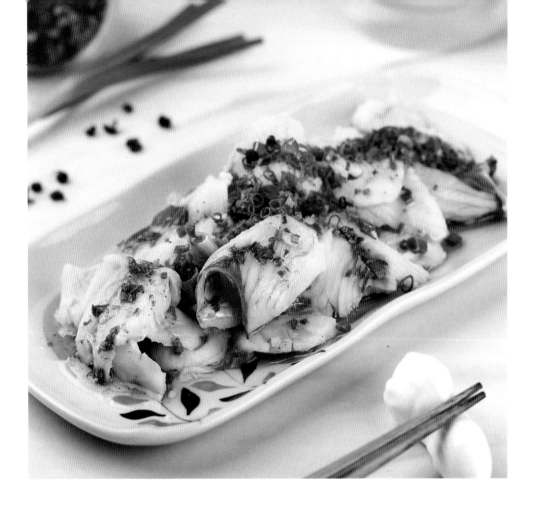

葱椒鱼片

材料 草鱼肉200克，鸡蛋清、生粉各适量，花椒、葱花各少许

调料 盐、鸡粉各2克，芝麻油7毫升，食用油适量

🍲 **营养功效**

草鱼热量低，不易导致肥胖。草鱼中含有丰富的蛋白质、不饱和脂肪酸、钙、磷、铁等营养成分，具有健脾开胃、补中益气、促进血液循环、调理体质、增强免疫力等功效。

做法

1 用油起锅，倒入花椒，用小火炸香，盛出花椒，待用。

2 洗好的草鱼肉去皮，把鱼肉切片，装碗，加入盐、鸡蛋清、生粉，拌匀，腌渍15分钟。

3 将花椒、葱花倒在案板上，剁碎，制成葱椒料，加入盐、鸡粉、芝麻油，拌匀，调成味汁。

4 锅中注水烧开，放入鱼片，拌匀，用大火煮至熟透，捞出鱼肉，沥干待用。

5 将鱼片摆放在盘中，浇上味汁即可。

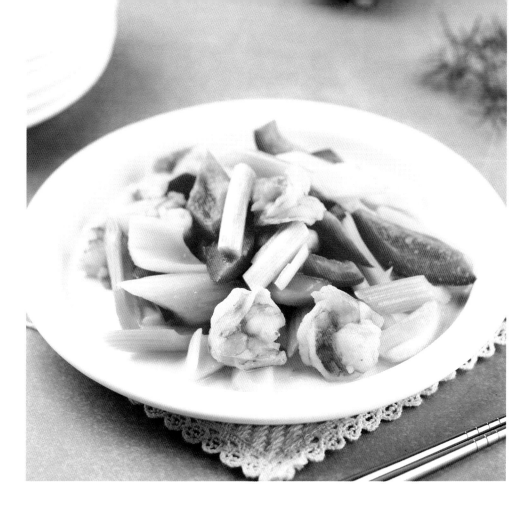

西芹炒虾仁

材料 西芹 150 克，红椒 10 克，
虾仁 100 克，姜片、葱段各少许

调料 盐、鸡粉各 2 克，水淀粉、
料酒、食用油各适量

🍲 营养功效

　　西芹含有芳香油及多种维生素、
游离氨基酸等营养成分，具有清肠利
便、促进血液循环等功效，搭配蛋白
质含量丰富的虾仁同食，可抑制胆固
醇的吸收。

做法

1　将洗净的西芹切成段，洗好的红椒切成段。

2　洗净的虾仁去除虾线，装入碗中，放入少
　　许盐、鸡粉、水淀粉，拌匀，腌渍约10分钟。

3　锅中注水烧开，加少许盐、食用油，倒入
　　西芹，煮约半分钟，放入红椒，续煮约半
　　分钟，捞出待用。

4　沸水锅中倒入虾仁，氽至变色，捞出待用。

5　用油起锅，倒入姜片、葱段，
　　爆香，放入虾仁，淋入料酒，
　　炒香，倒入西芹、红椒，炒匀，
　　放入盐、鸡粉，调味，倒入
　　水淀粉勾芡，盛出即可。

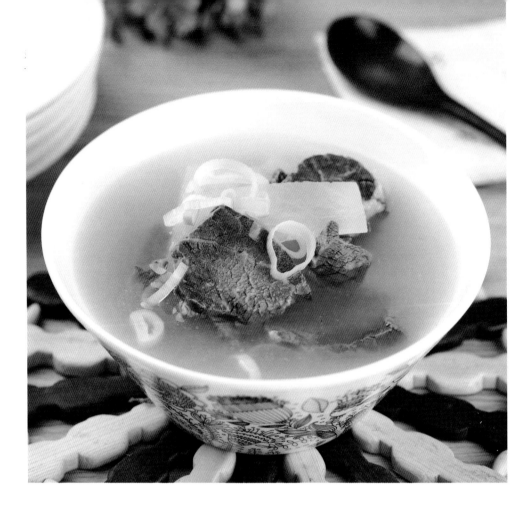

牛肉萝卜汤

材料 牛肉 40 克，大葱 30 克，
白萝卜 150 克

调料 盐 2 克

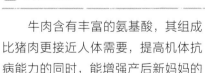

 营养功效

　　牛肉含有丰富的氨基酸，其组成
比猪肉更接近人体需要，提高机体抗
病能力的同时，能增强产后新妈妈的
肌肉力量，促进脂肪燃烧。

做 法

1 洗净去皮的白萝卜切成片，洗净的牛肉切成
片，洗好的大葱切成葱圈。

2 锅中注入适量清水大火烧开，倒入牛肉片，
氽去杂质，捞出牛肉片，沥干水分，待用。

3 另起锅，注入适量清水大火烧开，倒入牛
肉片、白萝卜片，搅拌匀，大火煮 10 分钟
至食材熟。

4 倒入大葱圈，放入盐，搅拌片刻，煮至食
材入味。

5 将汤盛出，装入碗中即可。

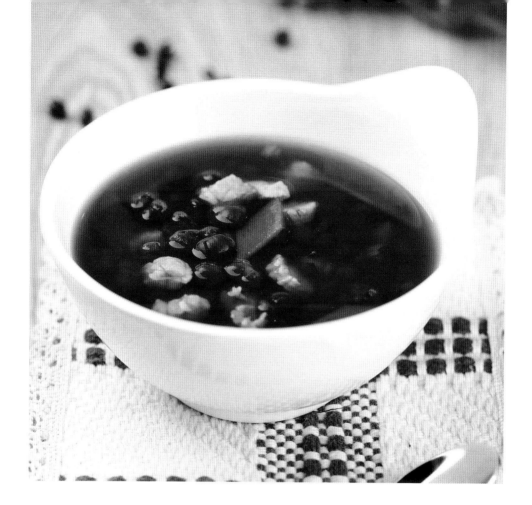

红豆猪瘦肉汤

材料 猪瘦肉200克，水发红豆100克，姜片少许

调料 盐、鸡粉各2克，料酒3毫升

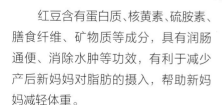

营养功效

红豆含有蛋白质、核黄素、硫胺素、膳食纤维、矿物质等成分，具有润肠通便、消除水肿等功效，有利于减少产后新妈妈对脂肪的摄入，帮助新妈妈减轻体重。

做法

1 洗好的瘦肉切成条，切丁。

2 锅中注入适量清水大火烧开，倒入瘦肉，汆去血水，捞出，沥干水分，待用。

3 砂锅中注入适量清水大火烧开，放入姜片、瘦肉、红豆，搅拌匀，淋入料酒，搅拌片刻，盖上锅盖，烧开后转小火煮30分钟。

4 揭开锅盖，放入盐、鸡粉，搅匀调味。

5 关火后将煮好的汤盛出，装入碗中即可。

【 安全的瘦身运动，
开启辣妈训练营 】

　　告别产后臃肿体态，运动是不可缺少的方式。如何安全、有效地进行运动，是每一位辣妈的必修功课。不过，由于妊娠分娩的特殊性，产后运动也不能操之过急。本章节根据产后新妈妈的恢复情况，分阶段推荐适宜的运动方式。只要坚持下来，就能起到较好的塑身效果。而且，有些运动在家就能进行，可以让新妈妈做到瘦身带娃两不误。

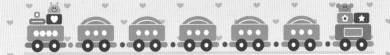

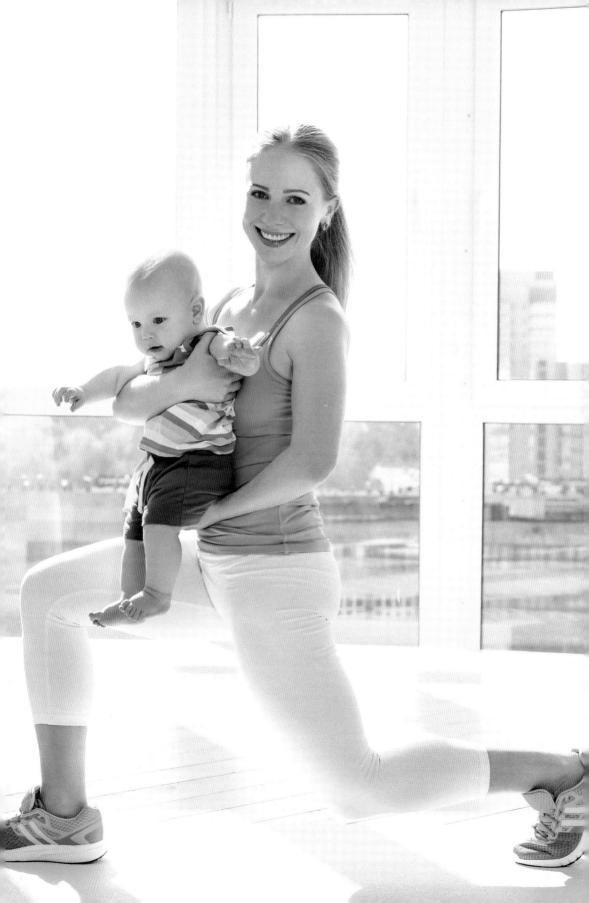

一、第1个月，运动量力而行

健康且自然分娩的产妇产后 6～8 小时就可以下床活动，如果身体允许，也可以在床上进行四肢活动、深呼吸运动等。随着产后恢复，身体恢复训练的内容和要求也会不同。只要新妈妈改变观念，积极行动起来，就会获得良好的瘦身效果。

1. 第1周，排毒正当时

产后第 1 周，新妈妈身体以排出体内的恶露、废水、废气及废物为主，新妈妈尽早下床活动，可促进血液循环，帮助产后子宫的复原和恶露的排出。

运动排毒，让身体更轻便

新妈妈在生产过程中骨缝及筋脉大开，加上生产时耗费了大量的气血及体力，使其免疫力下降，寒、湿、暑、热、风等很容易侵入体内，加上孕产过程中体内积聚的湿气和寒气造成了经络堵塞，影响了正常的新陈代谢，使垃圾毒素堆积。因此，新妈妈产后健身要先祛湿排毒。

运动是排毒的重要方法，肢体的活动能加速血液循环，促进肠胃蠕动，促使体内毒素快速排出体外。顺产的新妈妈从产后第 1 天就可以活动了，剖宫产的新妈妈可以在伤口愈合后再进行锻炼。新妈妈的活动可先从翻身、下床等日常活动开始，然后再根据身体恢复和承受能力逐渐增加活动幅度和运动量。产后 1 周内的运动都应以舒缓的日常活动为主，以新妈妈感觉舒适为度，运动强度和时间都要适当限制。

产后第 1 周，新妈妈宜卧床休息，可在床上做一些简单的运动，以改善血液循环。新妈妈由于身体虚弱，伤口未好，运动的选择上需慎重，可选择简单、舒缓的小拉伸运动。如果运动后有恶露增多或疼痛加剧，则需停止运动，待身体恢复正常后再开始运动。

步骤1：

新妈妈平躺在床上，全身放松，手臂放于身体两侧，双腿伸直，双脚与床垂直，深呼吸。

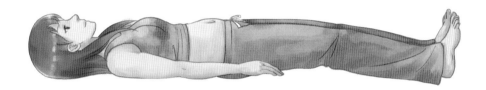

步骤2：

慢慢呼气，双脚向下压，维持6～8秒，双脚还原到之前的位置。连续练习2个八拍，每天可以练习3～4次。

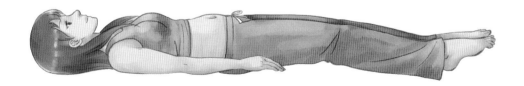

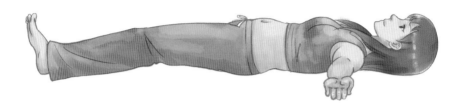

胸部运动

步骤1:

全身放松,平躺于床上,双臂向两侧打开,双腿伸直。

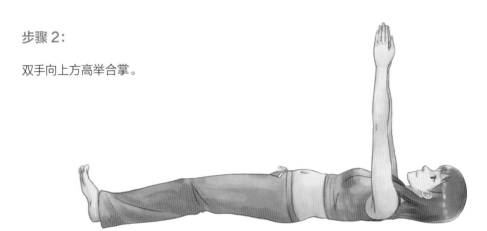

步骤2:

双手向上方高举合掌。

步骤3:

双臂向头顶上方伸展,手背相贴,保持10秒,
放松还原。重复5~10次。

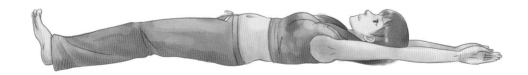

腹式呼吸

　　在一呼一吸时，让腹部凸起和凹缩，使横膈膜上下移动，以充分的吸力把气息带入胸腔与腹部之间的位置，使腹压增加，感受气息在此部位回流。它虽不能有效地减去体表脂肪，却能加快体内代谢，排除内脏脂肪。

　　新妈妈平躺在床上，保持嘴微微闭着的状态，用鼻吸气，使腹部凸起，再慢慢吐气，并放松腹部肌肉。重复做 5 ~ 10 次。新妈妈在产后第一天就可以开始练习。

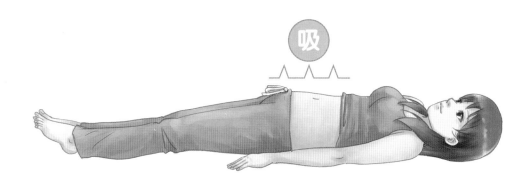

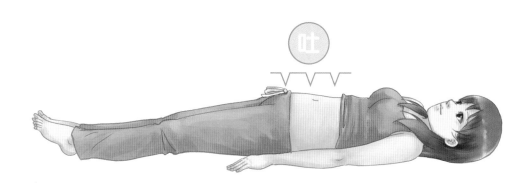

2. 第2周，子宫恢复最要紧

在宝宝离开妈妈的身体后，如释重负的不只是新妈妈，还有与新妈妈在妊娠期并肩作战的好战友——子宫。子宫在胎盘娩出后，就开始了逐渐自我恢复的过程。产后第2周是子宫恢复的关键期，此时新妈妈可以适量做子宫恢复训练，帮助子宫更好地恢复。

产后第2周，子宫恢复好时机

产后子宫的恢复主要包括子宫体、子宫颈和子宫内膜三部分，子宫恢复主要是子宫通过持续收缩将恶露排出，此后子宫不断收缩形成血块达到止血效果，最后将血块排出，使子宫体积缩小。经过产后第1周的调整，新妈妈身体渐渐恢复，子宫在产后第2周基本上进入盆腔内。如果此时新妈妈摸摸小腹部，能摸到圆圆的小硬块，表明子宫恢复不佳，要促进子宫恢复。

产后第2周是内脏收缩至孕前状态的关键时期，也是产后瘦身的主要时期，此时做一些轻缓的运动，对新妈妈子宫和盆底肌收缩很有益。

猫式运动

步骤1：

新妈妈跪在床上，双手撑于床上，四肢与身体垂直，呼气低头看肚子，腹肌收紧，背部尽量向上弓起。

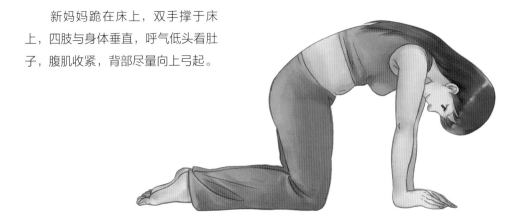

步骤 2：

吸气，腹部还原放平，抬头看前方。

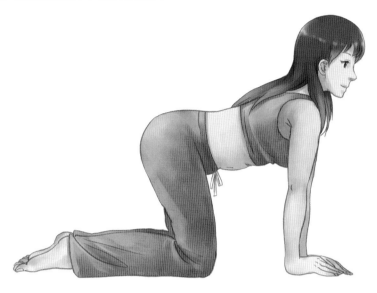

步骤 3：

两腿交替向上抬，每次抬腿停 3 秒左右后再放下。如此反复做 3 次。

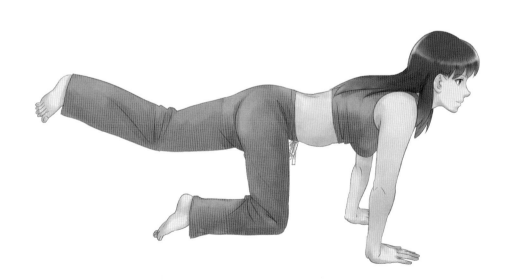

子宫收缩操

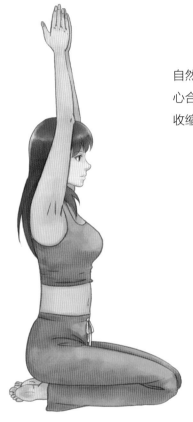

步骤 1：

慢慢跪于地上，腰背挺直，肩膀下沉，双手自然放在大腿上，双手慢慢举起，于头顶上方将掌心合起，感觉脊椎向上伸展。同时，配合腹式呼吸，收缩腹部。

步骤 2：

身体慢慢向前弯，额头贴于地面，手指尖往前延伸，维持 3 ~ 5 组呼吸，身体慢慢立直。

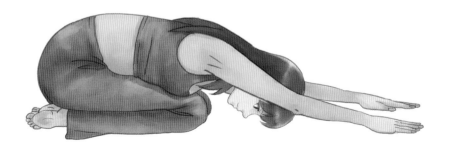

3. **第3周，抓紧恢复骨盆**

骨盆作为身体躯干的重要部位，是连接上半身和下半身的"枢纽"，关系到整个身体的平衡度。骨盆所形成的盆腔内，还有膀胱、直肠以及生殖器官等脏器。怀孕和分娩会使新妈妈的骨盆发生变化，产后利用正确的方法可以帮助骨盆恢复到理想状态。

矫正骨盆正当时

不管顺产还是剖宫产，产后新妈妈的骨盆都会变大、变形。骨盆的扭曲变形会造成身体的歪斜，压迫肌肉和神经，并影响到骨盆内部脏器的位置，造成内脏下垂等，影响新妈妈的健康和美丽。因此，产后及时修复和矫正骨盆十分重要。

产后第3周，新妈妈的身体恢复得更好，也是骨盆恢复的关键时期。产后通过训练这套骨盆运动操，不仅可帮助新妈妈的盆骨回正，锻炼盆骨底部肌肉，还有助于加速血液循环，消除下肢水肿。

骨盆恢复操

步骤 1：

躺下并把腿放在健身球上面进行腹式呼吸。吸气的时候肚子鼓起来，呼气的时候收缩，反复进行 20 次。

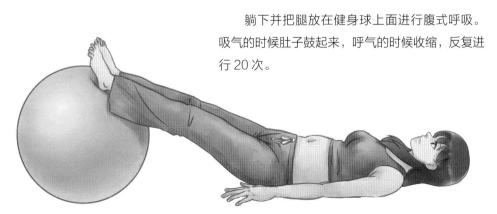

步骤 2：

吸气然后臀部抬起，臀部和大腿用力，进行 10 次强化骨盆底部肌肉的运动。

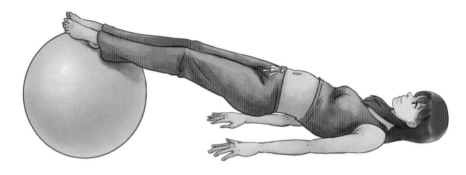

步骤 3：

躺下双腿伸直，健身球放在两腿中间。呼气时用两个膝盖夹紧健身球的同时，使括约肌收缩，反复进行 10 次。

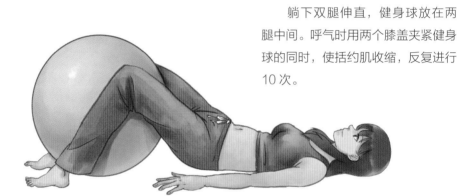

步骤 4：

上身抬起的同时，下身也要抬起。呼气的同时，膝盖也要夹紧健身球，并收缩括约肌，反复练习 5 次。

注意

新妈妈在练习此套运动操时，应量力而行，以免引起下腹部不适。剖宫产新妈妈可先做轻缓的运动后，再进行此项运动，身体适应能力会更好。

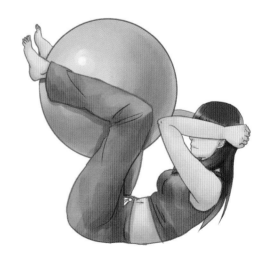

　　构成盆状底部的是一层肌肉，称为骨盆肌肉。生产过后，这些肌肉因极度扩张而变得脆弱。产后多锻炼这些肌肉，可使它们恢复强健的状态。

　　骨盆肌肉收缩训练操具体做法：收紧阴道周围的肌肉，就像努力憋尿一样；保持收紧状态，从 1 数到 4，然后放松，如此重复 10 次，每天坚持做 3 次。刚开始练习时，建议新妈妈躺在床上做。之后，随着练习越来越熟练，可以随时随地锻炼，无论是坐着，还是躺着休息时，甚至走路、坐车时，都可以不动声色地锻炼。

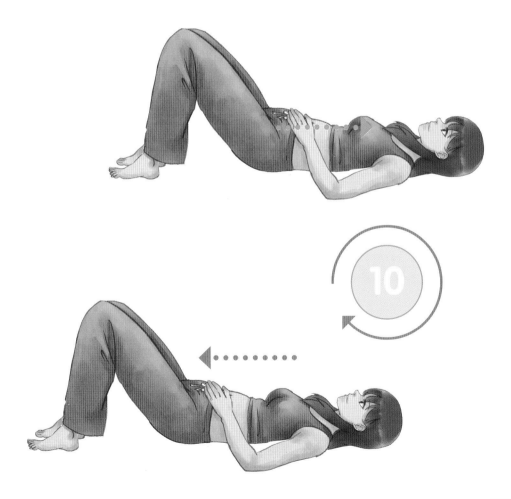

4. 第4周，运动不挑"时"

产后第4周，大多数新妈妈的恶露已经排干净，身体也基本复原。这个阶段，新妈妈可以做一些简单轻巧的家务，还可以适当增加产后恢复锻炼的运动量。只是新妈妈做的时候要尽量选择活动幅度较小、轻缓的运动。

可适当增加运动量

产后第4周，顺产新妈妈可以在医生许可的情况下适当增加运动量，同时也要注意补水和休息。剖官产的新妈妈产后恢复较顺产新妈妈慢，剖官产后第4周如果伤口已经基本愈合，可以进行腹部练习。

新妈妈在运动时，运动量和幅度都不要太大，最好在专业产后护理人员的指导下进行。一般来说，每天运动15分钟，运动量可视身体情况而逐渐加大，并慢慢建立固定的运动习惯。

随着身体逐渐恢复，新妈妈可以更加自由地调整生活状态。有的新妈妈觉得自己有了宝宝之后更忙了，很少有时间去锻炼，其实，运动不一定安排在整段时间里进行，新妈妈也可以在走路、站立、坐着、躺着休息时进行身体锻炼。

走路瘦身两不误

走路不仅可以养生，使人长寿，同时还是一种有利于减肥的运动方式。新妈妈在月子期不适合去户外运动，但可以在室内做适量运动，比如在室内多走动走动。

在走动的时候，新妈妈可以一边走一边做些小动作，如双手握空拳，配合腿部做前后摆臂运动。另外，还可稍微收紧腹部，不仅可以使走姿优雅，还能消耗更多的热量，有利于减脂塑形。

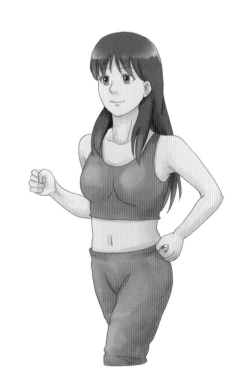

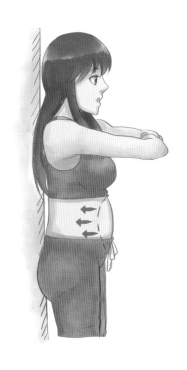

背对墙面站立，使后脑勺、背部、臀部贴在墙面，双脚距离墙面约30厘米。吐气，用腰贴墙面，之后吸气还原。每组10～15次，重复2～3组。运动时，注意，尽量避免手臂向后推墙，尽可能将腹部向内收，主动靠近墙壁，想象用肚脐向墙壁方向靠近的感觉。

熟练之后，只要站着就可以练习。

踮脚尖

当人在踮起脚尖时，双侧小腿后部肌肉每次收缩时挤压出的血液量，大致相当于心脏脉搏排血量，进而锻炼小腿后侧肌肉，有利于缓解腿部和身体的不适。

踮脚尖不受场地限制，只要是站立的状态随时随地都可以做到。新妈妈可以在站着时，试着把双脚并拢，用力抬起脚跟，然后放松落下。在踮起脚尖的同时也可以顺势把双手手心向上，与肩同高，拉伸上半身肌肉。每次做20～30次。

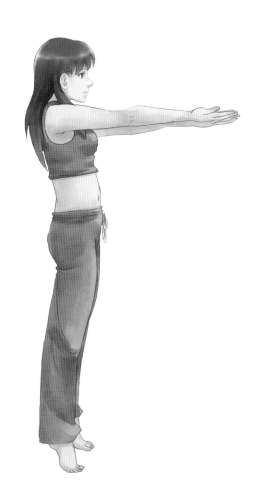

颈部锻炼

　　颈部是新妈妈容易忽视的保养部位，而且一旦长了脂肪则很难减下去。新妈妈产后及早关注颈部保养，不仅能减少脂肪堆积，还有利于预防颈部酸痛。新妈妈在产后第 1 天开始就可以活动颈部，具体方法是仰卧于床上，双手放于脑后，肩部贴在床上，颈部向右转，向远处看，然后转向另一侧。

　　新妈妈熟悉并做完这套动作后，可慢慢抬高颈部，使下巴向胸部贴近，身体保持不动，眼睛直视腹部，再回到原来姿势。

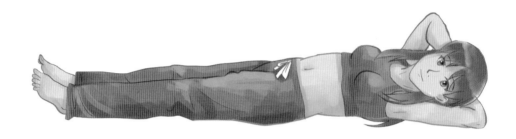

侧抬腿

　　新妈妈的身体向左侧躺，双腿收紧并拢在一起。左手支撑头部，右手置于胸前，呼气时双腿抬起与床面呈 30 度，吸气时还原。重复此动作 20 次后，再换另一侧，做 2 组。侧抬腿可以锻炼大腿内部肌肉，也可以起到瘦腰的作用。新妈妈躺着休息或陪宝宝的时候都可以练习。

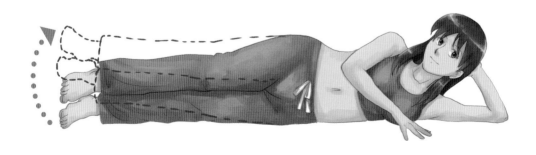

腹部运动：新妈妈仰卧在床上，双腿伸直，双臂向前伸展，下巴贴近前胸，呈低头状，上半身向上抬起保持 8 ~ 10 秒，再还原放松。每日可以练习 2 ~ 3 次。新妈妈经常练习此动作，能帮助紧实腹肌，增强腰背力量。

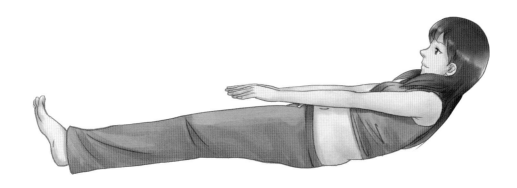

腹部按摩：先慢慢地呼气、吸气 3 ~ 5 次，使身体放松；找到肋骨的位置，从左边肋骨下方开始往左下方推按，再从左侧腰往肚脐下方推按，再从下腹部往右侧腰间推按，最后再从右侧腰间往右边肋骨方向推按，以菱形的推按方向，重复 3 ~ 5 次。

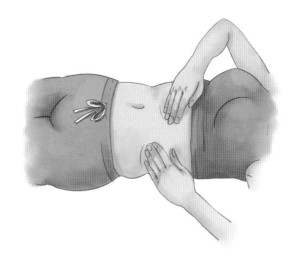

二、第2～3个月，局部也要瘦

世界上没有完全相同的两片树叶，每个妈妈也都是独特的。不同的体质会让妈妈有着不同的产后变化。有的妈妈肚子变化比较明显，有的妈妈则是腿部脂肪堆积得较多，但每个新妈妈想要在产后抓紧时间恢复到产前的窈窕身材的想法是一样的。下面分享几种局部减肥法，让你想瘦哪里就瘦哪里，赶快练起来吧！

1. 再见，"大肚腩"

腹部往往是身体变化最大的部位，松弛的肌肉和孕期堆积的脂肪让整个肚子变得松松软软。已经成功和"大肚腩"相亲相爱的新妈妈感到非常苦恼，觉得太难减了，迫切需要一本和"大肚腩"的分手秘籍。

简易瘦腹操

步骤1：

俯卧于地垫上，张开双腿和双臂，腹部用力，同时抬起双臂和双腿，保持10秒。

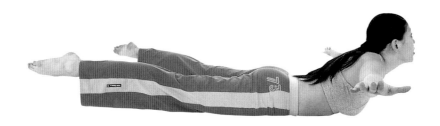

步骤 2：

放下双臂和双腿，向上举起左臂，提起右臂，向身体左侧伸直，同时带动骨盆扭转。

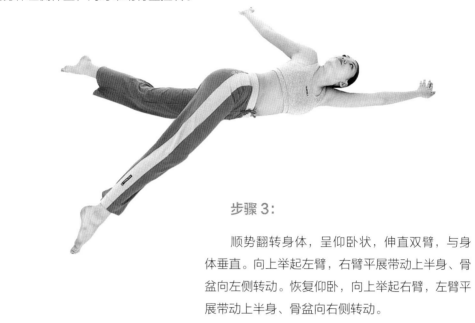

步骤 3：

顺势翻转身体，呈仰卧状，伸直双臂，与身体垂直。向上举起左臂，右臂平展带动上半身、骨盆向左侧转动。恢复仰卧，向上举起右臂，左臂平展带动上半身、骨盆向右侧转动。

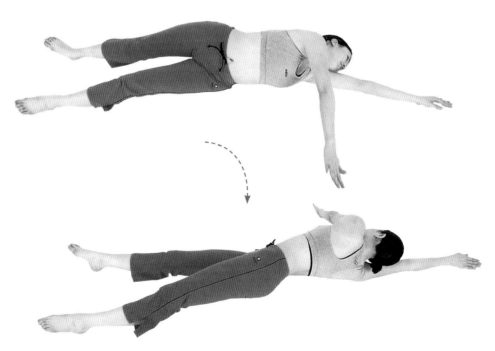

腹部拉伸操

步骤 1：

双脚打开与肩同宽，右手臂向上举起，左手臂自然垂下。身体向左倾，右臂向斜前方拉伸，左臂向右前方拉伸。保持 10 秒后身体立直，自然放下双臂，换左臂向上举，身体向右倾，左臂向斜前方拉伸，右臂向左前方拉伸，保持 10 秒。重复 4 次。

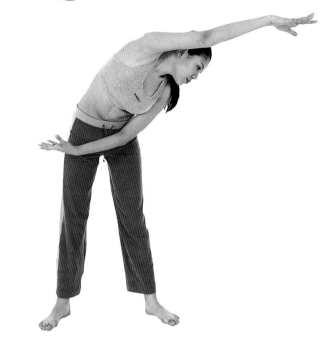

步骤 2：

站直，双脚打开与肩同宽，双臂自然下垂。打开双臂，举至头顶，合掌，交叉相握，扭转双手，使掌心向上。微微屈膝，吸气的同时，双臂与头向下压，直到双臂与地面平行，呼气时身体和双臂立直。重复 4 次。

步骤 3：

双脚打开，向上举起左臂，向下垂下右臂，然后向左斜方扭转上半身，身体向左斜方拉伸，同时，双臂顺势移动,抬头,眼睛看着右手。保持 10 秒，还原。换另一方向进行。重复 4 次。

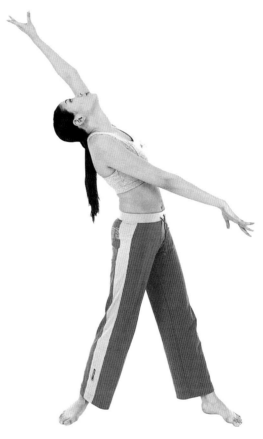

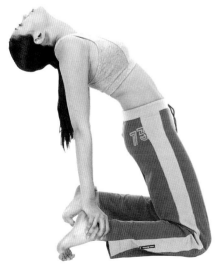

步骤 4：

采用跪姿，双脚分开，身体直立，双手从身后抓住脚踝。上半身向后微倾，慢慢抬头，直至后脑勺贴到背部。保持 10 秒，再还原。重复 4 次。

2. 再现迷人小蛮腰

为了宝宝的健康，妈妈们在孕期补充了不少营养，曾经的小蛮腰也慢慢消失不见了，产后依旧处于水桶腰的阶段，穿不了漂亮衣服，自信心也备受打击，对健康也没什么好处，所以恢复腰线迫在眉睫，不妨尝试一下这些瘦腰运动。

腰部扭转运动

步骤 1:

双脚打开与肩同宽，双手叉腰，由左向右旋转腰部，再从右向左旋转腰部。重复 4 次。

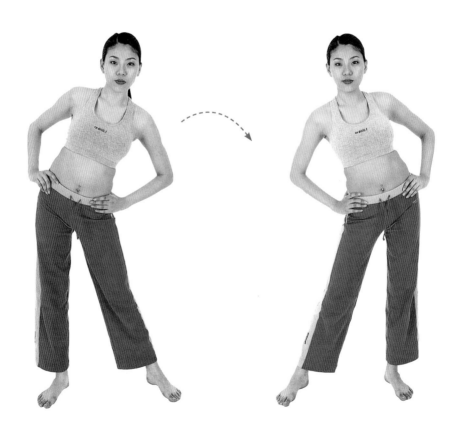

步骤 2:

双脚打开与肩同宽,双手在胸前十指交叉,向上举起,吸气时腹部向前推,同时向后弯腰,呼气时缩腹,上半身向前延伸,双臂向身体前方移动,同时转动手掌,使掌心向外,低头弯腰,双手保持交叉,拉伸后背肌肉。重复 4 次。

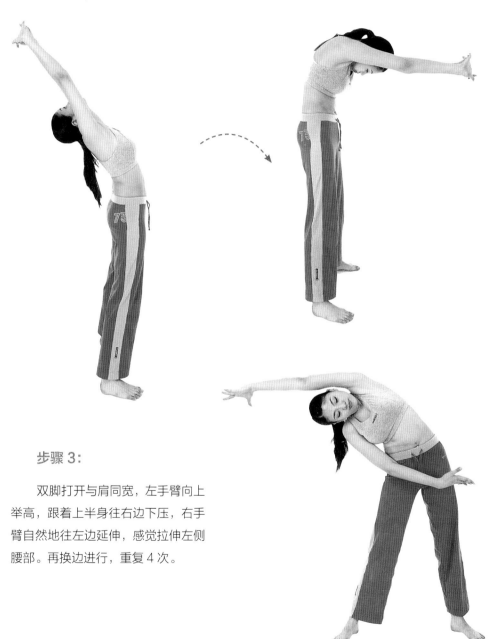

步骤 3:

双脚打开与肩同宽,左手臂向上举高,跟着上半身往右边下压,右手臂自然地往左边延伸,感觉拉伸左侧腰部。再换边进行,重复 4 次。

步骤1：

新妈妈坐在地板上，双腿伸直，挺直上半身。
用双手撑地，脚尖向左压，身体向右侧转动。还原，
换右边进行。重复4次。

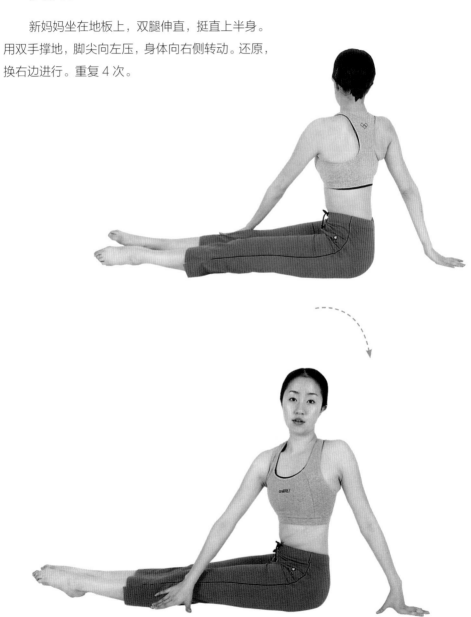

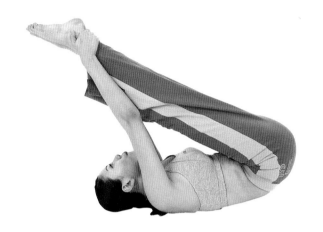

步骤 2：

新妈妈仰卧，双腿并拢，向上伸直双腿，然后用双手抓住脚踝，并向胸部方向拉伸双腿。拉伸同时，后背尽量贴地。保持 10 秒，后还原。重复 4 次。

步骤 3：

新妈妈仰卧，双脚打开与肩同宽，然后弯曲双腿，并用双手抓住脚踝。双腿弯曲的同时，用力向上抬起腰部与背部。保持 10 秒，再放松腰部。重复 4 次。

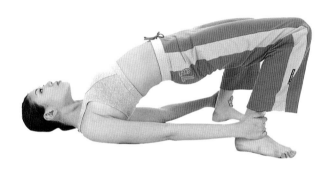

步骤 4：

新妈妈仰卧，张开双臂，屈膝，将右腿自然搭在左腿上面，慢慢地向左侧扭转膝盖，使膝盖触地，再转动头部，眼睛注视右手。还原，再换另一边进行。重复 4 次。

3. 翘臀修炼手册

在孕期本来就变胖的臀部在分娩时被撑得更大，这会让新妈妈原本紧实的翘臀失去了优美的线条，从背影看过去，完全没有身材曲线可言。别急，每天坚持翘臀训练可以帮助你找回从前的美臀，让你曲线更优美。

瘦臀骨盆操

步骤 1：

新妈妈仰卧，双臂自然张开，双手手掌贴地，双腿打开，屈膝。轻轻抬起骨盆，再慢慢放松。重复 4 次。

步骤 2：

新妈妈仰卧，双臂放在身体两侧，双手手掌贴地，双腿打开，屈膝。向上推动臀部，并缩紧骨盆，同时并拢膝盖，然后在双腿分开的同时放下臀部。重复 4 次。

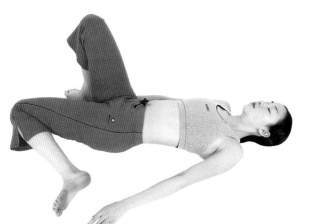

步骤 3：

新妈妈仰卧，双臂放在身体两侧，双手手掌贴地，双腿打开，屈膝。将右腿向大腿内侧翻转，使膝盖贴地，腿部保持弯曲。再慢慢还原，换左腿进行。重复 4 次。

步骤 4：

新妈妈仰卧，双腿并拢，屈膝，脚掌贴地。再向外张开双腿，两脚掌相对，保持 10 秒后还原。重复 4 次。

步骤 5：

新妈妈仰卧，屈膝，膝盖并拢，向身体两侧张开双臂，手掌贴地，向右转动膝盖，使膝盖贴地，然后再向左移动，使膝盖贴地。重复 4 次。

臀部练习操

步骤 1：

新妈妈坐在地板上，双腿伸直，并打开，挺直上半身，双手在身后撑地。弯曲右脚踝，再向上抬起右腿，移向左腿，并将右腿放在左腿腿侧，然后将右腿移至起始位置，换左腿进行。重复 4 次。

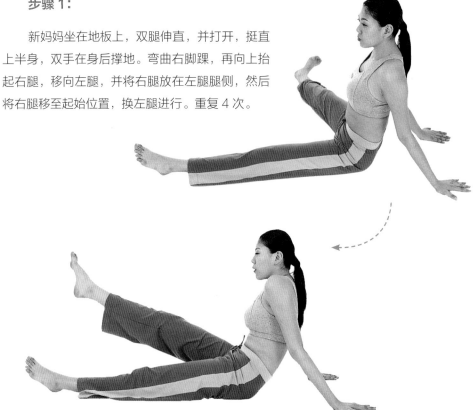

步骤 2：

新妈妈坐在地板上，双腿伸直，挺直上半身，双手在身后撑地。将右腿自然搭在左腿上，再向左侧扭转臀部，使右脚贴地，还原，换另一边进行。重复 4 次。

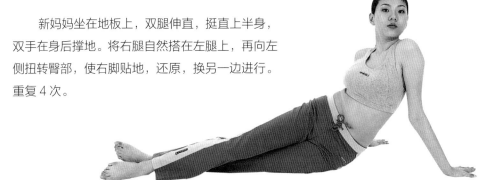

步骤 3：

新妈妈坐在地板上，双腿打开伸直，挺直上半身。左腿屈膝，将脚跟置于大腿根前，左手撑地，右手按压在右边大腿右侧。向左侧翻转右腿，使脚背贴地，同时身体向左侧转动，再还原。重复 4 次。

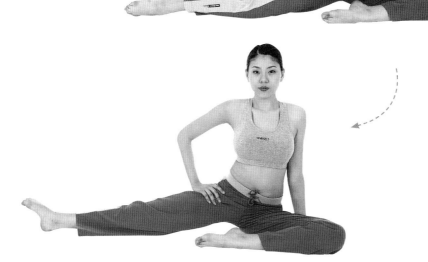

步骤 4：

新妈妈坐在地板上，双腿伸直，挺直上半身。左腿屈膝，抬起，左脚放在右腿右侧，用右手抓住左脚脚踝，右脚脚尖向下压，同时扭转上半身，眼睛看向身体斜后方。换另一侧进行。重复 4 次。

4. 甩掉"大象腿"

一般大粗腿都是产后妈妈的标配，所以才会有"一看你就是刚生完孩子"的说法，但也有很多新妈妈是"哇，你一定不是刚生完孩子"的状态。别羡慕，只要你掌握了这些瘦腿攻略，你也可以拥有一双美腿。

运动推荐

步骤 1:

新妈妈坐在地板上，双腿打开伸直，挺直上半身，弯曲右腿，脚跟置于大腿根部。身体向左腿弯曲，将双手叠放在左小腿上，保持 10 秒，放松。换另一侧进行。重复 4 次。

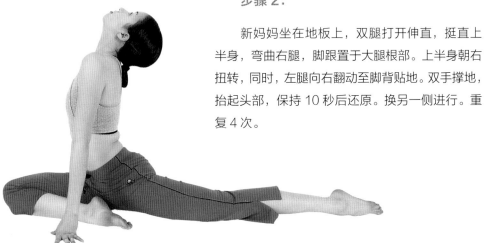

步骤 2:

新妈妈坐在地板上，双腿打开伸直，挺直上半身，弯曲右腿，脚跟置于大腿根部。上半身朝右扭转，同时，左腿向右翻动至脚背贴地。双手撑地，抬起头部，保持 10 秒后还原。换另一侧进行。重复 4 次。

新妈妈坐在地板上，挺直上半身，向两侧劈腿，脚尖向下压，并用双手抱住头部，然后向右边弯曲上半身，使右手手肘接触膝盖外侧，还原。再向左边弯曲。重复4次。

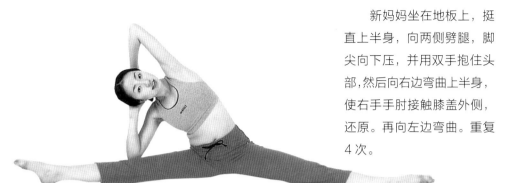

步骤 4：

新妈妈坐在地板上，挺直上半身，向两侧劈腿，并用力拉伸双腿。身体向前倾，双手前臂和手掌贴地，保持20秒，身体立直。重复4次。

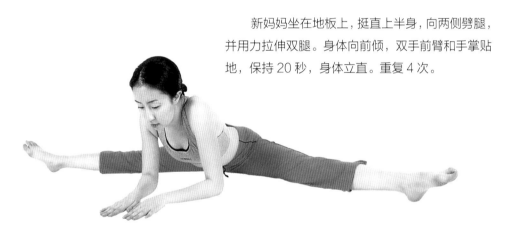

步骤 5：

新妈妈坐在地板上，挺直上半身，向两侧劈腿，并用力拉伸双腿。向前弯曲上半身，尽量使上半身贴地，同时，双手重叠放在额头处，保持20秒，身体立直。重复4次。

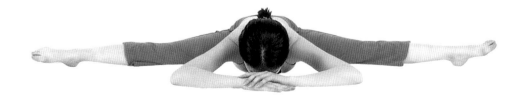

5. 修长小腿必杀技

下肢要承受整个身体的重量，尤其是在孕期，小腿浮肿的现象时常发生。产后，妈妈们的腿部曲线并不能及时恢复，都抱怨小腿很难瘦下来，但真正原因是她们没有掌握正确的瘦腿方法。下面便来介绍几个动作帮你修正腿型，让你拥有修长小腿。

运动推荐

步骤 1:

新妈妈双腿伸直而坐，挺直上半身，双手撑地，置于身体后方，抬起右腿，用手抓住右脚，朝身体方向拉动，右腿不可弯曲。换另一条腿进行。重复 4 次。

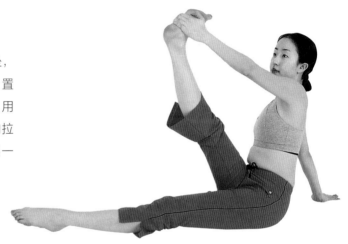

步骤 2:

新妈妈坐在地板上，舒适地伸直双腿，双脚并拢，挺直上半身，双臂置于身体两侧，双手撑地。向上弯曲一只脚的脚踝，同时向下弯曲另一只脚的脚踝。重复 8 次。

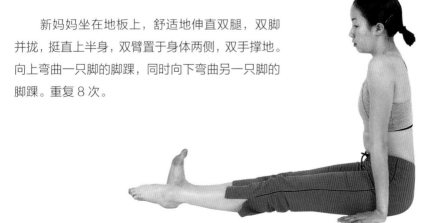

步骤 3:

新妈妈跪在地板上，双腿并拢，坐在双脚上面，双手撑地，慢慢抬起膝盖，将身体重心移到双脚脚尖，保持 20 秒，放松。重复 4 次。

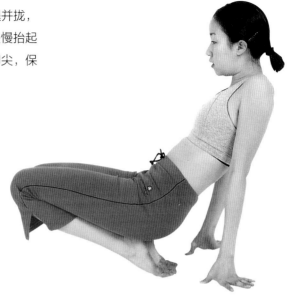

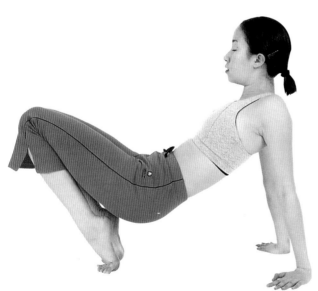

步骤 4:

新妈妈坐在地板上，双腿并拢，屈膝，从身后用双手撑地，向上推动弯曲的膝盖，同时用力弯曲脚趾，将膝盖推送到最高点，再放松。重复 4 次。

6. 手臂从圆滚到纤细

圆滚滚的手臂给人以粗壮的感觉，但日常生活中又很难运动到手臂，具有针对性的力量训练，产后妈妈们又没有那么多的时间来坚持。手臂慢慢的变粗，"蝴蝶袖"也出来了。有哪些易于锻炼的运动可以瘦手臂呢？以下这些可以试试。

转动手臂

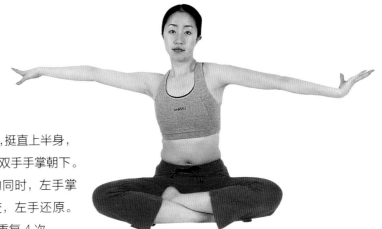

步骤 1：

新妈妈盘腿而坐，挺直上半身，手臂张开，与肩同高，双手手掌朝下。顺时针翻转左手臂的同时，左手掌朝上，右手保持不变，左手还原。转动右手臂和手掌。重复 4 次。

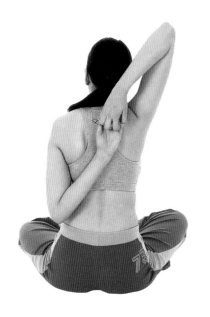

步骤 2：

新妈妈盘腿而坐，挺直上半身，左手由下向上放到身后，右手由上往下放到身后，两手在背后互相勾住手指，两手分别朝反方向拉伸。放开后，右手由下向上放到身后，左手由上往下放到身后，两手在背后互相勾住手指，两手分别朝反方向拉伸。重复 4 次。

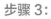

步骤 3:

　　新妈妈盘腿而坐，挺直上半身，双手手臂伸直，置于身前，左手手掌翻转至掌心朝左，右手臂内侧搭在左手臂外侧上，右手手掌与左手手掌十指相扣，往内扭转绕一圈后伸直手臂，上下拉伸，放开双手。重复 4 次。

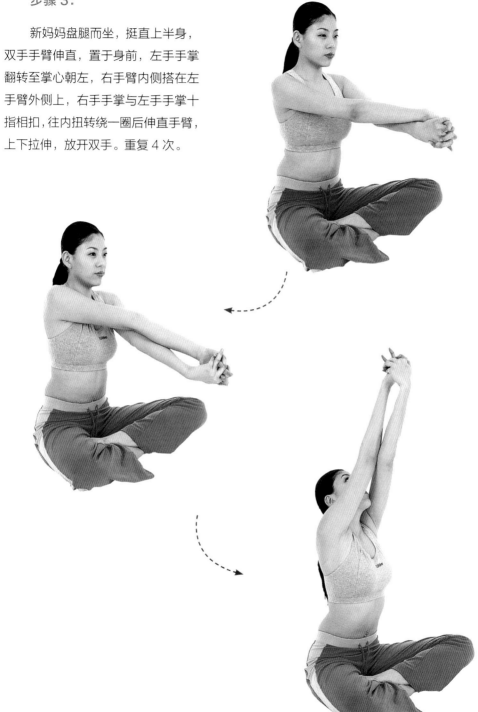

瘦手臂操

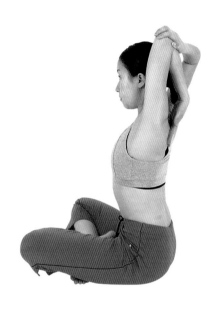

步骤 1:

　　新妈妈盘腿而坐,挺直上半身,双手上举,左手向下弯曲,放在左肩胛骨处,右手抓住左手肘,向下压,感觉拉伸。再换右手向下弯曲,放在右肩胛骨处,左手抓住右手手肘,向下压。重复 4 次。

步骤 2:

　　新妈妈盘腿而坐,腰背挺直,双臂张开,双手手指轻放在肩膀上,以肩关节为中心,由内而外转动手臂。当手肘转到胸前时,互相碰触两手肘。转动 8 次。

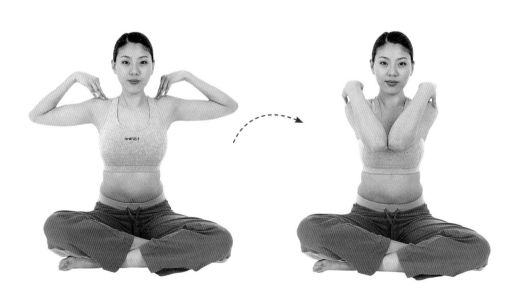

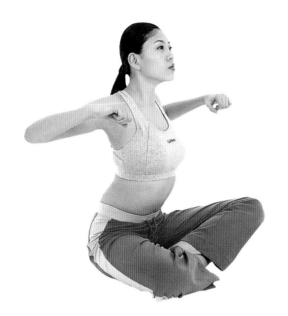

步骤 3：

新妈妈盘腿而坐，腰背挺直，手臂抬到肩膀高度，轻轻握拳，反复前后活动，拉伸肩膀。重复拉伸 4 次。

步骤 4：

新妈妈盘腿而坐，腰背挺直，手臂向上张开，由前向后，再由后向前，大范围地旋转手臂。重复 8 次。

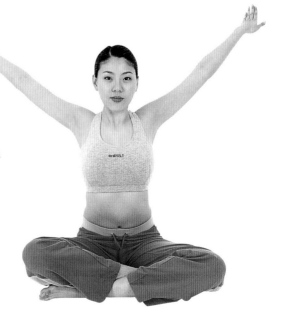

7. 胸部"挺"起来

产后，由于不正确的哺乳姿势或长时间抱小孩等原因，很多新妈妈会出现轻微驼背，甚至胸部也有松弛、下垂的倾向。为了曲线美，新妈妈有必要对乳房进行精心护理，借助一定的锻炼使之恢复挺拔的姿态和弹性。

运动推荐

步骤 1：

新妈妈全身放松，仰卧在地板上，双腿伸直，双手置于身体两侧，用力抬起胸部，上臂自然地贴地，头部向后仰，头顶贴地。保持此动作 20 秒，然后轻轻放下身体。

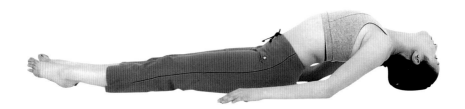

步骤 2：

慢慢弯曲双腿，至小腿与地面垂直，再向外侧弯曲，使膝盖贴于地板上，大腿保持并拢状态。双手抓住脚踝，用肘部支撑上半身，同时抬起胸部，头部自然地往后仰。保持 20 秒左右，再慢慢放下身体，伸直双腿。

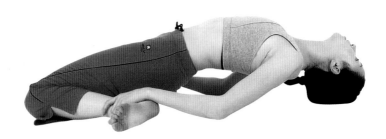

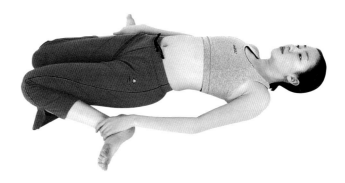

步骤 3：

新妈妈全身放松，俯卧在地板上，用双手抓住脚踝，然后像弯弓一样弯曲全身。保持5秒后放松身体，然后抓住双脚，向侧边转动身体。

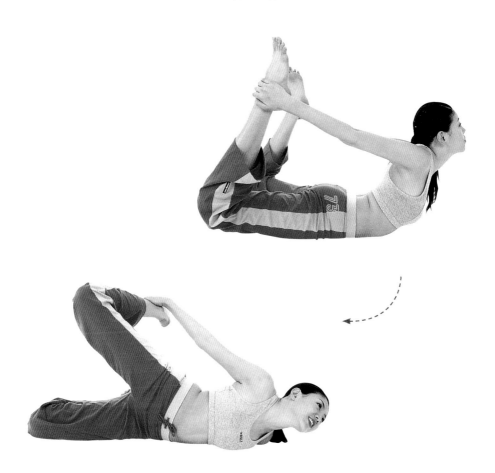

三、第4～6个月，"S"曲线瑜伽造

没有哪个妈妈看着产后继续走样的身材会无动于衷，但减肥决心下了又下，减肥计划也是定了又定，效果并不明显。新妈妈想恢复到孕前身材也不是无计可施，正确的瑜伽练习法，可帮助你循序渐进地减肥，增强体质，只要多加练习就能回归"S"曲线。

1. 铲斗式，润泽肌肤

练习铲斗式，不仅能够加快面部和头部血液循环，改善面部水肿、松弛，使面色红润、头脑清醒，还有助于增强腹部器官的活力，增加消化液分泌。

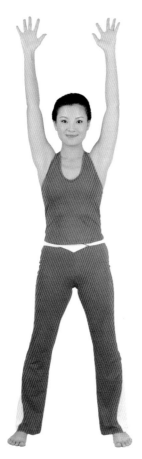

步骤1：

站立，双脚分开约一肩宽，双臂自然垂于身体两侧。吸气，双臂高举过头顶，肘部伸直，双手自手腕自然下垂。

步骤2：

呼气，上身向前弯曲，尽量放松，双脚踩住双掌前部。保持数秒钟，身体还原至初始位置。

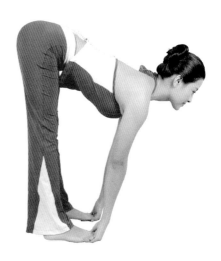

2. 束角式，调整精气神

练习束角式，能使骨盆、背部和腹部都得到足够的血液供应和刺激，让身体舒适、精神愉悦。

步骤 1：

坐姿，脊柱挺直，脚掌相对，脚后跟靠近会阴处，双手握住双脚。

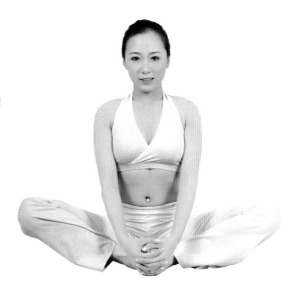

步骤 2：

呼气，低头，含胸弓背。收紧腹部肌肉，用下巴触碰锁骨，臀部尽量向下沉，大腿尽量与地面紧贴。重复 5 ~ 10 次练习后，休息放松，身体还原至初始姿势。

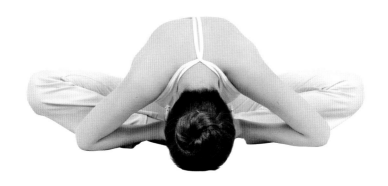

3. 面部伸展式，预防皮肤松弛

面部伸展式能让颈部和面部的肌肉紧张起来，达到减少皱纹并防止皮肤松弛的效果。产后的新妈妈在月子期也可以尝试着练习。

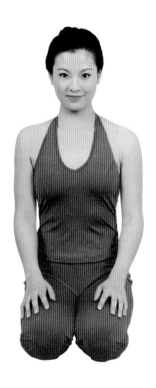

步骤 1：

以舒适的坐姿坐好。

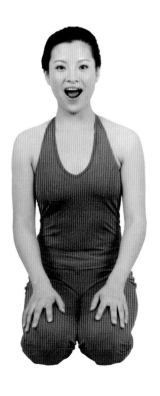

步骤 2：

像在咀嚼食物那样活动下颚。然后张开嘴巴，达到自己的极限，感觉眉毛、嘴唇、脸颊、下巴和脖子伸展到极限。保持 3 ~ 5 秒钟，然后放松。重复 5 次。

4. 颈部瑜伽，赶走颈纹

颈部瑜伽可以充分地拉伸颈部，消除脖颈和肩膀的僵硬，有效放松颈肩肌肉，还能减少颈部皱纹。

步骤 1：

以舒适坐姿坐好，吸气，抬起左手，从头上方环抱右耳。

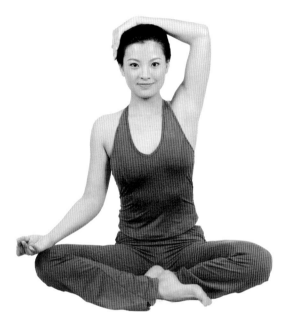

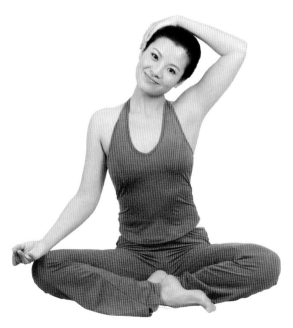

步骤 2：

呼气，头向左偏，手用力下压，使左耳靠左肩。再吸气，头回正，重复练习 5 次。再右手抱左耳，重复练习 5 次。

5. 天线式，让颈部光滑颀长

天线式让颈部前后拉伸，能够放松并舒展颈部，预防和减少颈部细纹，让颈部更加细嫩、光滑、修长。

步骤 1：

跪坐，腰背挺直，双手于胸前合十。

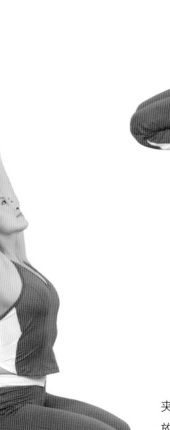

步骤 2：

吸气，将双手缓缓举高，双臂夹住耳朵，尽量向上伸展。呼气，放松双手力量，手臂张开与肩同宽，目视上方，意识集中在双手指尖上。

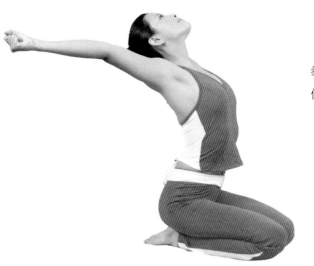

吸气，从拇指至小指依序握拳，双手下压，头向后仰，挺胸保持顺畅的呼吸。

步骤 4：

呼气，双手交叉于背部，身体往前下压，双臂向上举高，额头着地，下颚放置于双膝之前，腰背保持挺直。

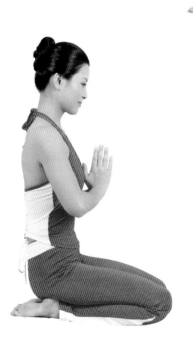

步骤 5：

吸气，身体抬高，双臂松开举高，放松身体，身体还原至起始跪姿。

注意

练习时请将意识集中于颈部，想象大自然的元气从指间进入你的身体，缓缓地在体内循环，滋润全身。颈部后仰的时候需要注意自我的承受力，不需要一下子就跟教练动作一致，循序渐进即可。

101

6. 三角扭转式，打造迷人锁骨

三角扭转式是为数不多的、脊骨向双侧而不是向前或向后弯曲的瑜伽体式之一，它能让身体获得充分的侧弯，躯干和双腿充分伸展，增加柔韧性和灵活性。

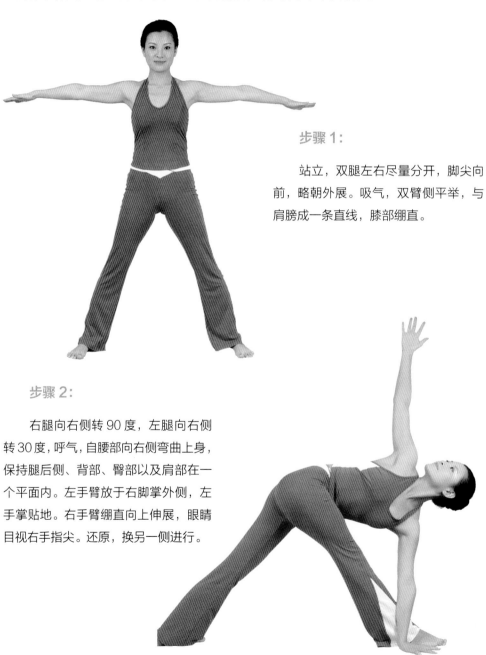

步骤 1：

站立，双腿左右尽量分开，脚尖向前，略朝外展。吸气，双臂侧平举，与肩膀成一条直线，膝部绷直。

步骤 2：

右腿向右侧转 90 度，左腿向右侧转 30 度，呼气，自腰部向右侧弯曲上身，保持腿后侧、背部、臀部以及肩部在一个平面内。左手臂放于右脚掌外侧，左手掌贴地。右手臂绷直向上伸展，眼睛目视右手指尖。还原，换另一侧进行。

7. 小云雀式，让胸部更美

小云雀式是美胸效果非常明显的一个体式。这个体式能让胸部得到完全的扩展，起到按摩乳腺的效果。

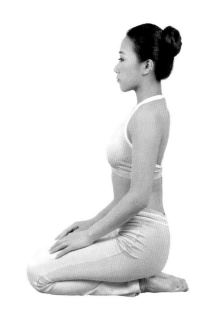

步骤1：

以舒服的姿势跪坐，双手掌心朝下放于大腿上，目视前方。

步骤2：

吸气，右脚脚后跟收至会阴处，左腿自然向后侧打开，双臂掌心相对并拢带动身体向后仰，手臂保持笔直，保持7～8秒钟。吸气，身体还原至起始位。换另一侧进行。

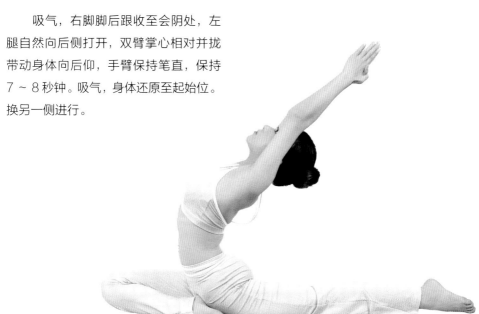

8. 坐立鹰式，防止胸部外扩

坐立鹰式能够增强两肩的弹性，加强胸肌的力量，双臂交叉环绕时胸部会不由自主的向内夹紧，消除乳房胀痛，还能让胸部更加集中，防止外扩。

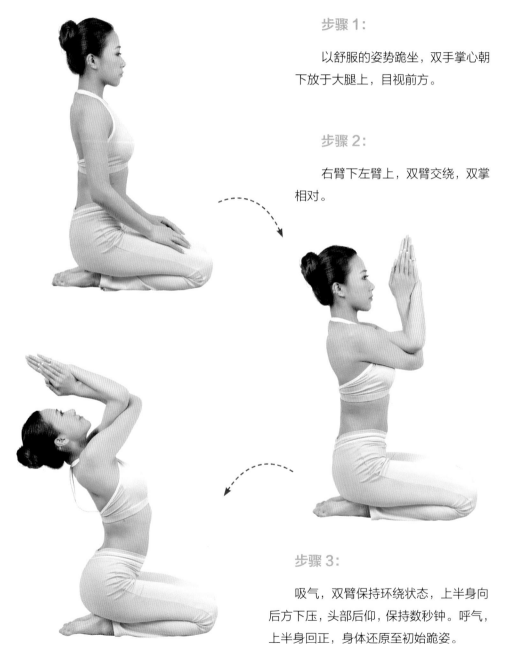

步骤 1：

以舒服的姿势跪坐，双手掌心朝下放于大腿上，目视前方。

步骤 2：

右臂下左臂上，双臂交绕，双掌相对。

步骤 3：

吸气，双臂保持环绕状态，上半身向后方下压，头部后仰，保持数秒钟。呼气，上半身回正，身体还原至初始跪姿。

9. 鱼式，预防胸部下垂

在鱼式练习中，胸腔可以得到很好的扩展，提升胸部的同时使呼吸变得更加深长。

步骤 1:

仰卧，双臂自然贴放在身体两侧的地面上，掌心朝下， 一边吸气，一边弓起背部，将头顶轻轻放在地面上。

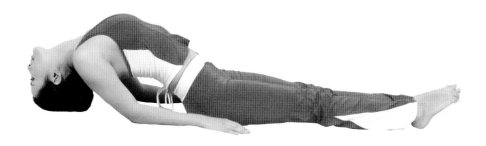

步骤 2:

双臂、双腿伸直并拢，向上抬起，与地面成 45 度，保持 7 ~ 8 秒钟。呼气，身体慢慢还原。

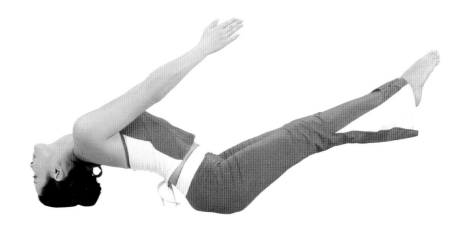

10. 卧英雄式，消除副乳

这个体式可以拉伸胸部两侧的肌肉，腋下的肌肉会有轻微的灼热感，对消除非先天性乳房组织异位所引起的副乳极有帮助。

步骤 1：

跪坐，吸气，臀部坐在两脚之间的地上，手臂自然放于大腿上。呼气，身体向后，双臂手肘弯曲，上臂与地面保持垂直。

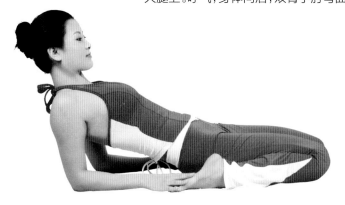

步骤 2：

逐步将后脑勺、背部放在地面上。双臂伸展过头，弯曲双肘，小臂于头顶上方交叠。自然呼吸，保持姿势 5 ~ 6 秒钟后，上身缓缓抬离地面，身体还原。

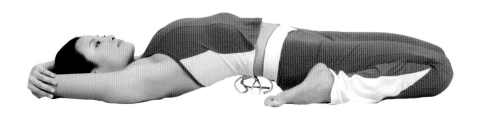

11. 摩天式，紧致手臂肌肉

摩天式双臂向上伸展时最能燃烧大臂两侧的赘肉，在双臂一上一下、一收一放的动作中拉伸大臂肌肉纤维，双效阻击蝴蝶袖。

步骤 1：

站立，腰背挺直，双腿分开与肩同宽。双手十指交叉，双臂竖直上举，掌心朝上。吸气，踮起脚尖，身体尽量向上伸展，感受整个背部的延伸，保持 5 ~ 6 秒钟。

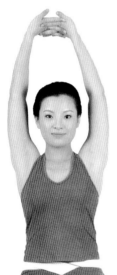

步骤 2：

呼气，脚跟落地，双臂带动上半身向前向下伸展，直至与地面平行，使整个身体成直角。掌心朝向身体正前方，保持 5 ~ 6 秒钟，身体还原至基本站姿。

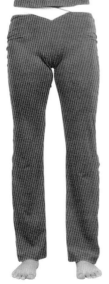

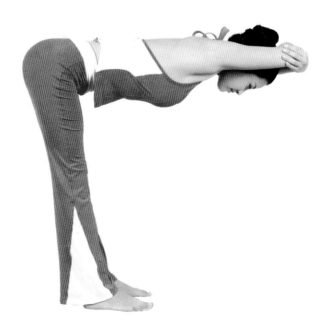

12. 拉弓式，纤臂美背

拉弓式就像弓箭手拉开弓弦一样动感十足，能有效地紧实双臂肌肉，加强双臂力量，纤细手臂，美化双臂线条。

步骤 1：

长坐，双腿向前伸直并拢，双臂垂于体侧，指尖向前手掌贴地，脚背绷紧。吸气，身体向前下压约 45 度，双手抓住脚趾。

步骤 2：

呼气，弯曲右膝，右手抓住右脚大脚趾。身体前倾，左臂伸直，左手抓住左脚大脚趾，保持数秒钟。以同样方式换另一侧进行练习。

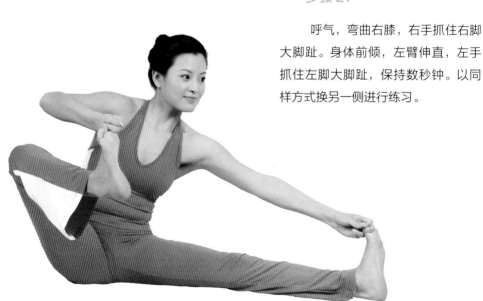

13. 飞蝗虫式，美化肩背部线条

飞蝗虫式就像一只趴在地上的蝗虫，上半身在上抬离地的时候也充分拉伸到了脊椎和后腰，加强此区域的弹力和柔韧性，并能滋养背部神经。

步骤 1：

俯卧，下巴抵住地面，双腿伸直并拢，双手手掌贴地放于两侧。

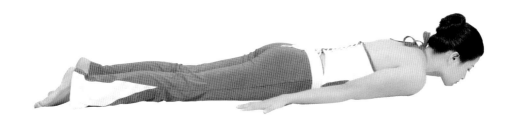

步骤 2：

吸气，双臂带动上半身尽量向后方拉伸，抬头，尽量让胸部离地，同时抬起下肢，让身体的头部和腿部跷起，保持 5 ～ 6 秒钟。呼气，放松，身体还原至初始姿势。

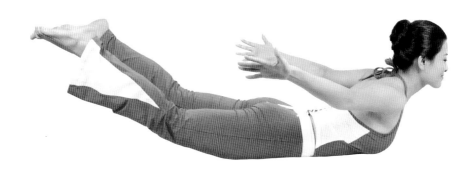

14. 坐角扭转式，翘臀又美背

手臂带动身体扭转的动作能均衡骨盆、强健胯部、收紧臀肌，帮助塑造流畅、挺翘的臀部曲线。

步骤 1：

坐在地上，两腿伸直且大大分开，腰背挺直，吸气，两臂打开且与地面平行。

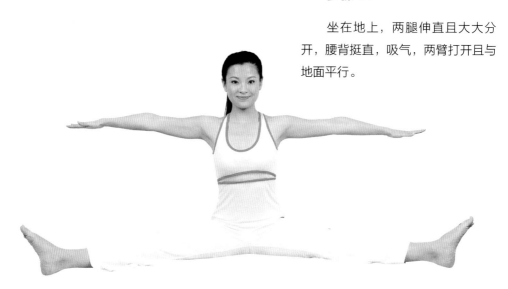

步骤 2：

呼气，将上身转向左侧，右手握住左脚脚背，左臂放在左腿外侧。同时，胸部尽量贴近大腿，将头部转向左侧，双眼目视左侧，保持一段时间，身体还原正中位置，双手轻搭在膝盖上。休息片刻，换另一边练习。

15. 幻椅式，塑造性感小翘臀

幻椅式让身体形成"之"字形，脚后跟、胯部和手臂向相反的方向伸展，利用背部和腿部的力量，帮助上提臀部肌肉，塑造性感小翘臀。

步骤 1：

站姿，吸气，双臂高举过头顶，双手合十，大拇指相扣，双臂向上夹紧双耳，腰背挺直，目视前方。

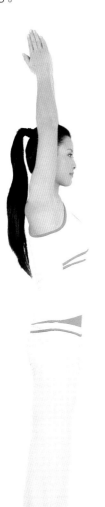

步骤 2：

呼气，屈膝，放低躯干，就好像要坐在一张椅子上一样。正常呼吸，保持这个姿势 30 秒钟，身体还原至初始位置。

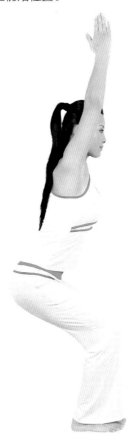

16. 重叠半蹲式，调整骨盆

做重叠半蹲式单腿站立时，要求身体平衡和协调。该动作能够增强下肢的力量，有效地调整骨盆。

步骤 1：

站立，腰背挺直。提起左膝，让膝盖尽量靠近胸部。左手扶于左腘窝处，右手臂向上伸直，贴近右耳，眼睛平视前方，保持 10 秒钟。换另一边练习。保持 10 秒钟后，回复到站姿。

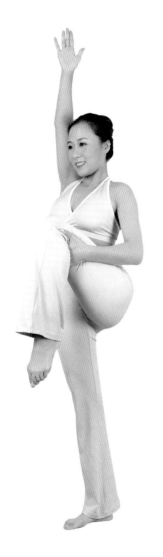

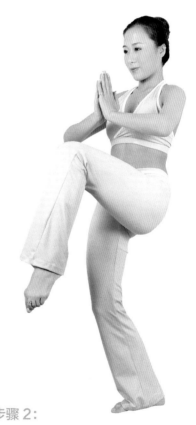

步骤 2：

弯曲右膝，提起左膝，左大腿与左小腿垂直，双手于胸前合十。维持身体的平衡，保持 10 秒钟。换另一侧练习，最后还原、放松。

17. 鸟王起飞式，矫正骨盆

骨盆变形、外扩，会引起下半身肥胖。因此，新妈妈要做恢复骨盆的运动，而鸟王起飞式是很理想的矫正骨盆的体式。

步骤1：

采取基本站姿，保持腰背挺直。上半身保持直立，双手在背后合掌，左小腿跨过右膝，左脚脚背钩住右小腿肚子，吸气，目视前方。

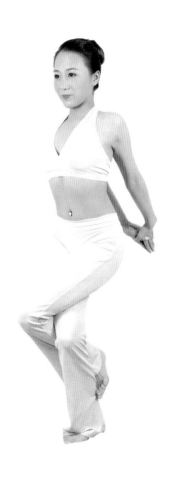

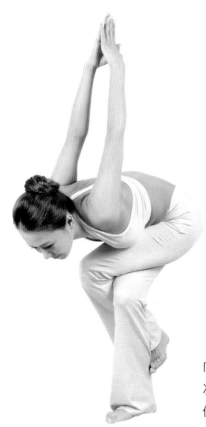

步骤2：

上半身慢慢下沉，双手保持并拢，尽量向身体后方延展，做到伸展的极限。保持3次呼吸，然后身体还原至初始姿势。换另一侧进行。

风吹树式，紧致腰腹线条

在练习风吹树式时，身体犹如树般来回摆动。在练习时，意识应集中感受背部和腰侧肌肉的拉伸和力度。侧弯腰的动作能充分地拉伸腹外斜肌，缓解产后腰痛，减少侧腰赘肉，紧致腰身线条。

步骤 1：

站姿，双腿伸直并拢，双手于胸前合十，腰背挺直，目视前方。吸气，保持双手合十，双臂伸直，高举过头顶，上臂尽量拉到耳朵后侧。

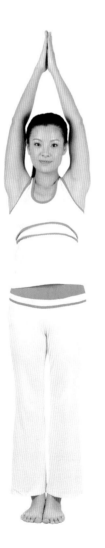

步骤 2：

呼气，向左侧弯腰，保持 2～3 次呼吸，充分感受右侧腰肌拉伸紧绷的感觉。吸气，双臂带动上半身回正后，换另一侧重复练习。

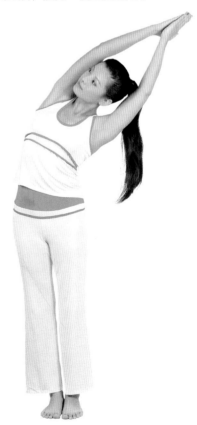

19. 鸽子式，告别虎背熊腰

练习鸽子式时，可通过扭曲上身躯干来强化侧腰肌。通过扭曲上身躯干，能加快腰腹部血液循环，强化侧腰肌，加强腹部的支撑力量。

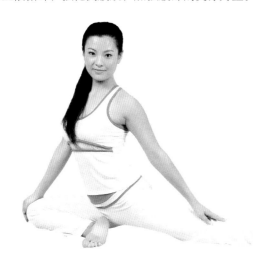

步骤 1：

长坐于地面上。右脚脚后跟收至会阴处，左腿自然向外侧打开，右臂搭放在右腿膝盖上，腰背挺直，目视前方。

步骤 2：

左手抓住左脚，使左脚跟靠近腰间。吸气，用左肘弯套住左脚。伸出右手，使左右手于胸侧十指相扣。

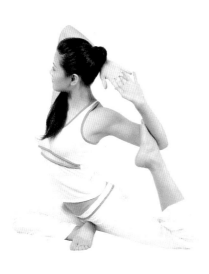

步骤 3：

呼气，右手绕至脑后，与左手相扣，胸腔前推，眼睛看向右上方。身体还原至初始姿势，再换另一侧练习。

20. 磨豆功，打造平坦小腹

磨豆功能充分按摩腹部器官，锻炼腹肌，减少腹部赘肉。练习此式时，意识放于腹部，练习过程中，细心感受小腹部位的变化。

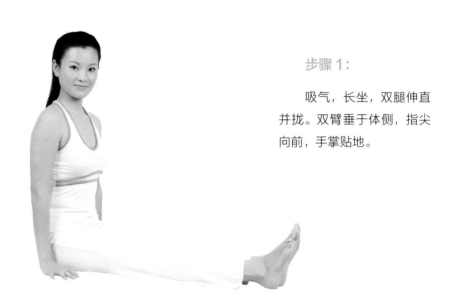

步骤 1：

吸气，长坐，双腿伸直并拢。双臂垂于体侧，指尖向前，手掌贴地。

步骤 2：

双手交叉握拳，双臂前伸且平行于地面。呼气，在保持双臂平行于地面的情况下，上半身尽量向前倾。

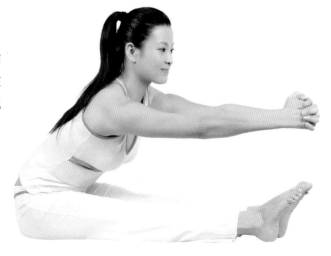

步骤 3：

吸气，双臂带动躯干向右移动，身体随之向右倾。

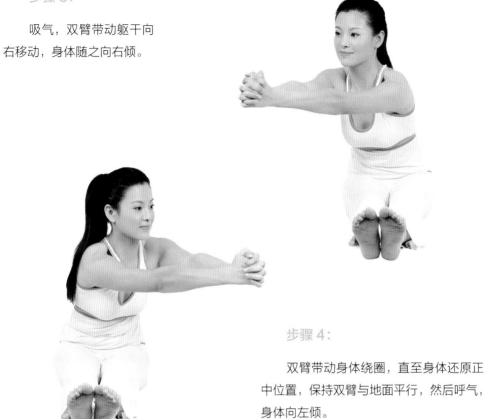

步骤 4：

双臂带动身体绕圈，直至身体还原正中位置，保持双臂与地面平行，然后呼气，身体向左倾。

步骤 5：

吸气，双臂带动躯干向后绕圈，身体随之向后倾。重复绕圈 3 ~ 5 圈后，双臂带动身体回正中，腰背挺直，呼气，身体还原至基本坐姿。

21. 船式，消除腹部肥胖

船式是一个强化神经系统的姿势，也是培养腹部核心力量最好的姿势之一，能有效地加强腰腹部的肌肉力量，按摩腹部器官，紧实腰腹肌肉，消除腹部肥胖。

步骤 1：

仰卧，双腿并拢伸直，双臂向前伸直，掌心向上。

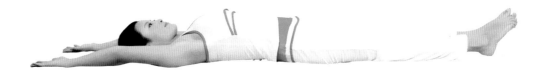

步骤 2：

吸气，用腹肌的力量带动头部、上身，双臂同时抬起，双臂侧平举，掌心相对。双腿伸直，并拢上提，与地面成 45 度角。保持 5 ～ 6 秒钟。接着呼气，还原至初始姿势。

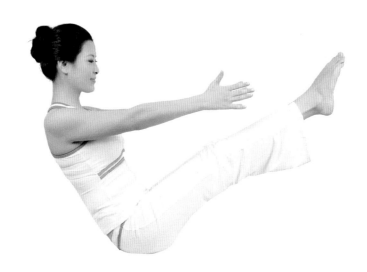

22. 仰卧扭转式，美化腿部线条

由于脊柱可以在一定的范围内向不同的方向扭曲，因此仰卧扭转式能矫正脊椎、髋部、肩部的不平和扭曲，并能提高身体的柔韧度，还能有效地美化腿部线条，使双腿匀称、修长。

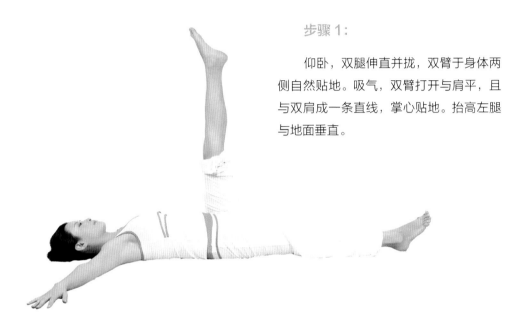

步骤1：

仰卧，双腿伸直并拢，双臂于身体两侧自然贴地。吸气，双臂打开与肩平，且与双肩成一条直线，掌心贴地。抬高左腿与地面垂直。

步骤2：

呼气，左腿向右侧压，右手抓住左脚脚趾。头转向左侧，双肩不要离开地面。保持数秒钟，回到初始位，换另一条腿继续练习。

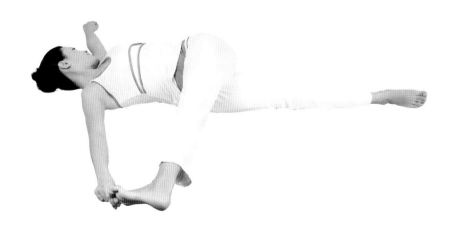

23. 双腿背部伸展式，击退腿部赘肉

双腿背部伸展式是一个很好的放松姿势，要求保持弯身的姿势，集中注意力，感觉背部在伸展，腿部在拉伸，腹部有着柔和的按摩和挤压。同时，练习此体式能加强双腿力量，紧致双腿的肌肉，去除赘肉。

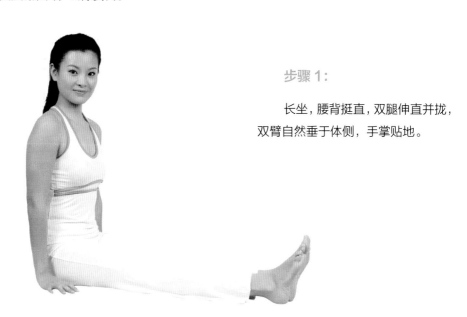

步骤 1：

长坐，腰背挺直，双腿伸直并拢，双臂自然垂于体侧，手掌贴地。

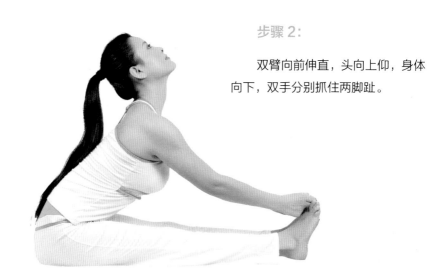

步骤 2：

双臂向前伸直，头向上仰，身体向下，双手分别抓住两脚趾。

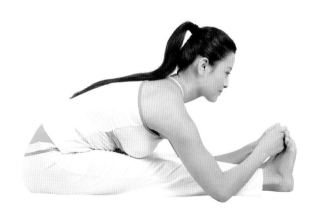

步骤 3：

保持背部伸直，身体继续向下，手肘弯曲，脚尖回钩。

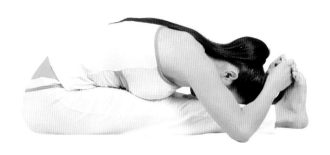

步骤 4：

呼气，身体向下直到额头触到两小腿之间，腹部贴近大腿,保持5～10组呼吸。

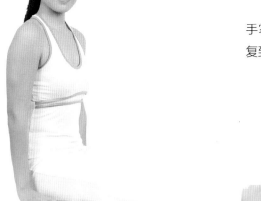

步骤 5：

吸气，身体直立，同时手掌沿着腿部慢慢收回，恢复到预备姿势。

24. 勾脚运动，美化小腿曲线

勾脚运动可以随时在家练习，仰卧在床上或者地面上都可以做这个简单而有效的运动。这个体式可以强力伸展小腿肚，美化小腿曲线，还可以促进下半身血液循环，预防小腿抽筋。

步骤 1：

平躺，身体放松做深呼吸。

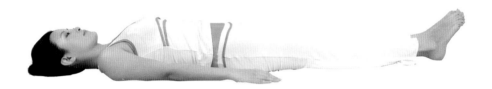

步骤 2：

吸气，手掌贴地，双腿并拢伸直慢慢抬起，直至抬高与身体成 90 度，膝盖保持伸直。

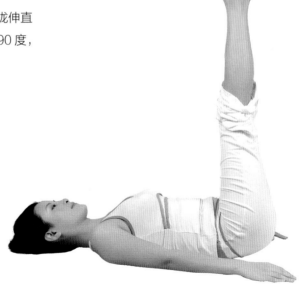

步骤 3：

吐气，脚尖勾回，停留 5 秒钟。

步骤 4：

吸气，脚尖伸直，吐气，停留 5 秒钟。

步骤 5：

双腿在空中交叉，停留 5 秒钟。换方向练习。重复练习 6 次。

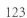

25. 战士一式，塑造身体线条

战士一式训练中，双臂在上抬的过程中可以得到充分的锻炼，有效地消除手臂赘肉；强健脚踝和膝盖，锻炼大腿肌肉，使线条变得柔美。

步骤 1：

基本站姿，双脚左右尽量分开，双臂打开同肩膀成一条直线。左脚向左侧转 90 度，使左小腿与地面垂直，左大腿与左小腿垂直，双臂向左右侧延伸。自然呼吸，保持 10 秒钟。

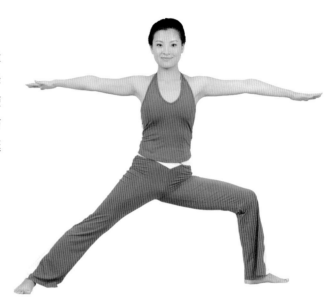

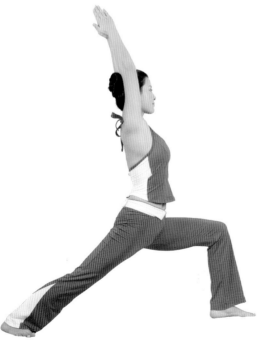

步骤 2：

呼气，上半身左转，双臂上举过头顶，双手合十，目视前方，保持 10 秒钟。呼气，身体回正，两臂下垂，双脚并拢，还原至初始站姿，换右侧进行。

26. 三角伸展式，拉伸身体肌肉

三角伸展式使身体和双腿形成三角形，不仅能拉伸身体使之更加灵活，还是能帮助修复脊柱和身体其他骨骼的动作。侧腰的动作能够拉伸肌肉，消除赘肉。

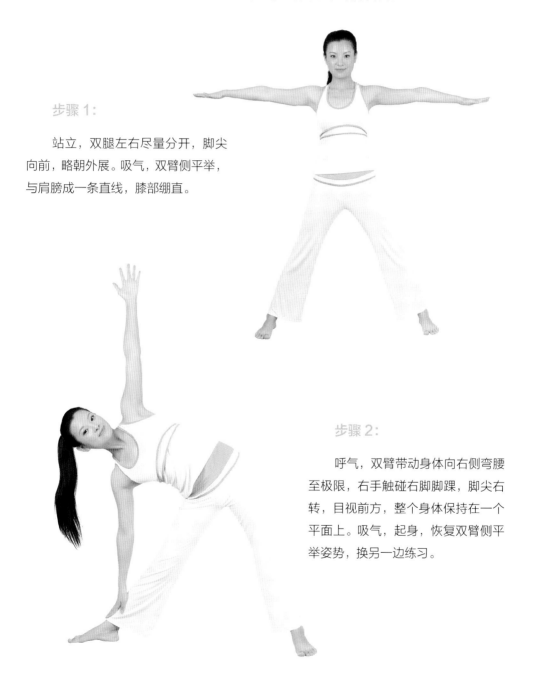

步骤1：

站立，双腿左右尽量分开，脚尖向前，略朝外展。吸气，双臂侧平举，与肩膀成一条直线，膝部绷直。

步骤2：

呼气，双臂带动身体向右侧弯腰至极限，右手触碰右脚脚踝，脚尖右转，目视前方，整个身体保持在一个平面上。吸气，起身，恢复双臂侧平举姿势，换另一边练习。

27. 站立背部伸展式，预防身体歪斜

站立背部伸展式又叫"直挂云帆式"，练习时身体前屈、下压，脸靠近小腿，让脊椎和大腿后部都能够得到剧烈的伸展，能调整骨盆位置，预防歪斜。

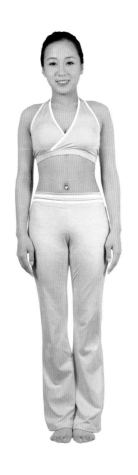

步骤 1：

站立，吸气，双腿伸直并拢，双臂自然垂放于体侧。

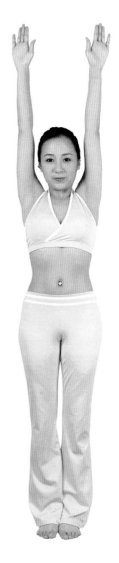

步骤 2：

双手高举过头顶，掌心向前。

步骤 3:

吸气，向前弯腰，手臂带动身体向前倾，同时保持脊椎的伸展和双腿的笔直，指尖点地。

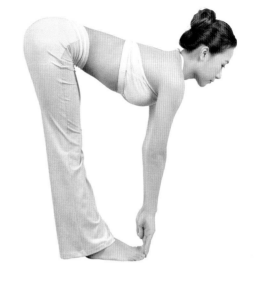

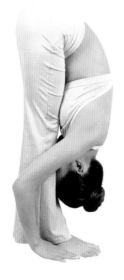

步骤 4:

呼气，双手掌心缓缓触地，与双脚脚踝保持平行。脸部靠近小腿，保持 3 ~ 5 秒钟。

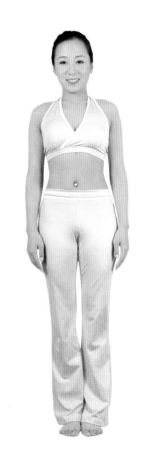

步骤 5:

呼气，身体恢复到基本站姿。

28. 骆驼式，让身体更柔韧

骆驼式不仅能够强有力地拉伸和柔韧脊柱，调节脊柱神经，还能够灵活肩关节，帮助矫正驼背、高低肩、双肩下垂等不良体态。经常练习此式，可以变得活力四射。

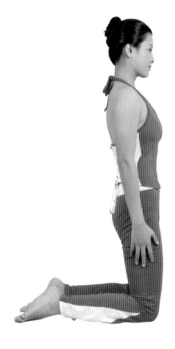

步骤 1：

跪立，双腿分开与肩同宽，吸气，腰背挺直。大腿与小腿保持垂直。

步骤 2：

呼气，上身慢慢后仰，左手指尖先触碰左脚脚后跟，并使颈部放松。

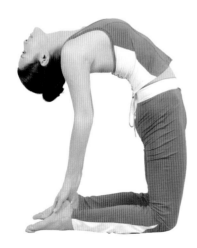

步骤 3：

慢慢地，双手抓住双脚，放松头部，髋部、脊柱向前推出，尽量让大腿与地面保持垂直，保持 5～6 秒钟，自然地呼吸。然后慢慢还原至初始姿势。

29. 燕子飞式，让身体周正

燕子飞式就像一只正在起飞的燕子。经常练习此式，可以帮助协调身体平衡，帮助脊柱伸展，让身体周正、不歪斜。

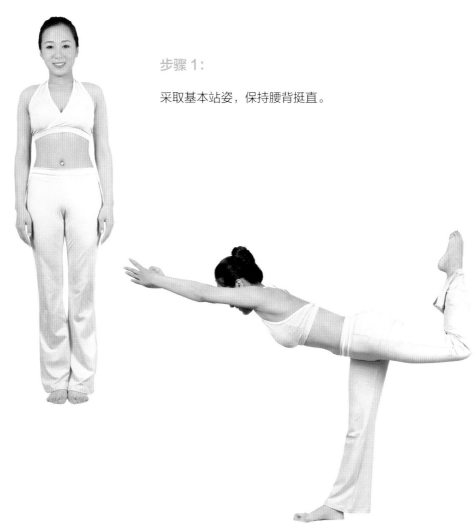

步骤1：

采取基本站姿，保持腰背挺直。

步骤2：

伸直右膝，左腿向后抬起，大腿与地面平行，小腿垂直于地面，脚尖绷直，双臂伸直、向前伸展，掌心相对，眼睛平视前方。注意保持身体的重心，10秒钟后缓缓放下左腿。右腿交换练习，重复练习3次，直到发热、出汗。

四、我与宝宝的亲子瑜伽

真希望可以在健身的同时又能照顾到宝宝——这是很多妈妈生完宝宝后的心声。既然如此，新妈妈何不带着宝宝一起练习亲子瑜伽呢？练习时妈妈是主角，根据宝宝的年龄和配合状况选择动作，让宝宝量力而行，感觉有趣、舒适为宜。

1. 简易盘坐

此式有助于妈妈肩膀、手臂和腿部的放松，并能培养宝宝的专注力。由于体式简单，宝宝做起来也很容易。

动作指导：

妈妈盘腿坐，两腿交叉在小腿的中间，放松脚踝和脚趾，双手自然放于膝盖。宝宝自然盘腿坐。妈妈右手向左侧身体伸出，与宝宝伸出的右手接触。

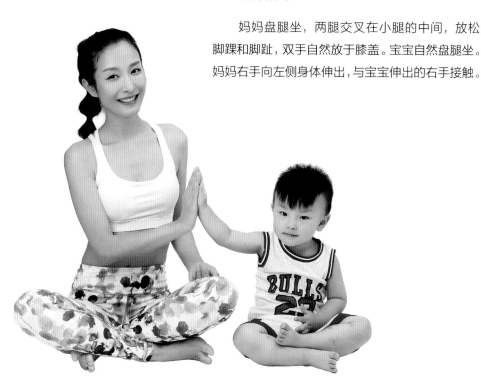

2. 金刚坐

此式可以借助宝宝的身体力量来按摩妈妈的大腿及小腿，促进腿部血液循环，美化腿部线条。

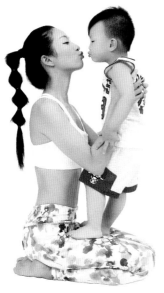

动作指导：

妈妈采取金刚坐式，双手扶住宝宝。宝宝将双腿踩在妈妈大腿上，保持均匀地呼吸。妈妈和宝宝可以同时做亲吻的动作，也可以同时后仰。

3. 坐山式

此式可以拉伸双臂肌肉，雕塑手臂线条。宝宝早上起床时，采用此姿势可提神。

动作指导：

妈妈盘腿坐，双臂尽力向上举，双手相扣，掌心向上，慢慢地吐气、吸气。宝宝可以坐于妈妈腿间，双手上举。

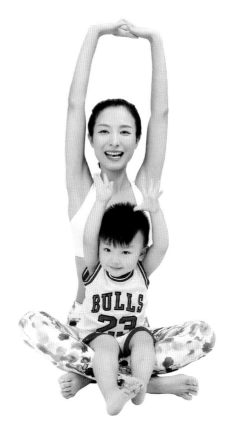

4. 树式

树式可以有效锻炼身体的平衡性，矫正身体姿势，帮助塑造优雅姿态，同时还能促进心态的平和。

动作指导：

妈妈先取金刚坐姿，帮助宝宝完成树式。让宝宝双脚并拢，把重心移动到左腿上。妈妈一手将宝宝的右腿抬起，放在左腿内侧，右膝旁。一手引导宝宝的手臂慢慢高举过头，保持2～3次呼吸时间。再将宝宝的左脚放回地上，手臂放到体侧。当宝宝能更好地掌握平衡后，妈妈就可以放手让宝宝独自练习这一体式了。

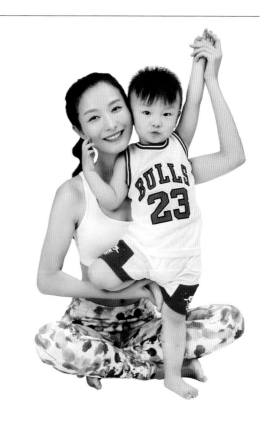

5. 快乐婴儿式

此式可以柔和地伸展妈妈的臀部、大腿和脚踝，消除后背的僵硬，并帮助缓解压力和疲劳。

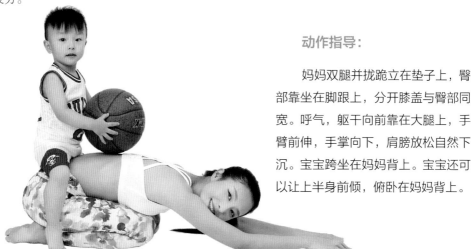

动作指导：

妈妈双腿并拢跪立在垫子上，臀部靠坐在脚跟上，分开膝盖与臀部同宽。呼气，躯干向前靠在大腿上，手臂前伸，手掌向下，肩膀放松自然下沉。宝宝跨坐在妈妈背上。宝宝还可以让上半身前倾，俯卧在妈妈背上。

6. 简易上伸腿式

此式有助于收紧妈妈腹部，减除腰部、大腿脂肪。由于妈妈与宝宝相互牵拉，可增进信任感及亲子感情与默契。

动作指导：

妈妈坐在瑜伽垫上，屈膝，将重心放在坐骨，上半身向后倾斜，与地面呈 45 度。抬起双膝，宝宝趴在妈妈的小腿上，使两脚分别着地。吸气的同时，妈妈双手扶住宝宝，保持姿势约 20 秒。呼气，让两腿有控制地回落到地面。

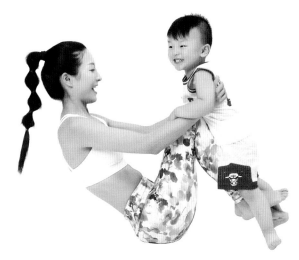

7. 狮身人面式

这个体式能帮助妈妈加强背部血液循环，伸展脊椎，消除背痛，同时能加强卵巢、子宫等器官功能的恢复，对肝肾功能、消化系统功能的加强也有一定的帮助。宝宝在练习此式时可以如与妈妈游戏般，培养亲子间的感情与默契，让生活充满乐趣。

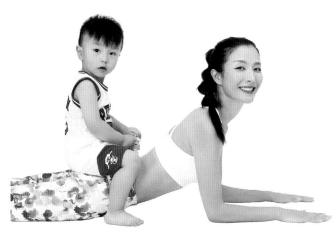

动作指导：

妈妈俯卧在地上，双腿打开与肩同宽，双手肘着地。吸气，胸部向上伸展，头部稍抬，背部下推，双腿向后放松，眼睛看向前方。呼气，放下胸部直至贴在垫子上，调息放松。宝宝跨坐在妈妈腰臀处。待宝宝再大一点，就可以和妈妈一起练习狮身人面式了。

【关注美容与保养，多爱自己一点】

产后的你把焦点和时间全部倾注在宝宝身上，很多时候容易忽略自己。母爱无私固然无错，在全心全意照顾宝宝之余，新妈妈不妨分给自己一点关爱，给自己的身体和皮肤多做做保养，学学怎样祛斑、消除黑眼圈、美白、给自己的头部和胸部按摩等，也不妨从衣着上将自己精心打扮一番，重拾那个美丽又自信的自己，变成一个魅力四射的辣妈！

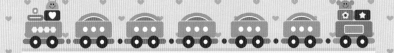

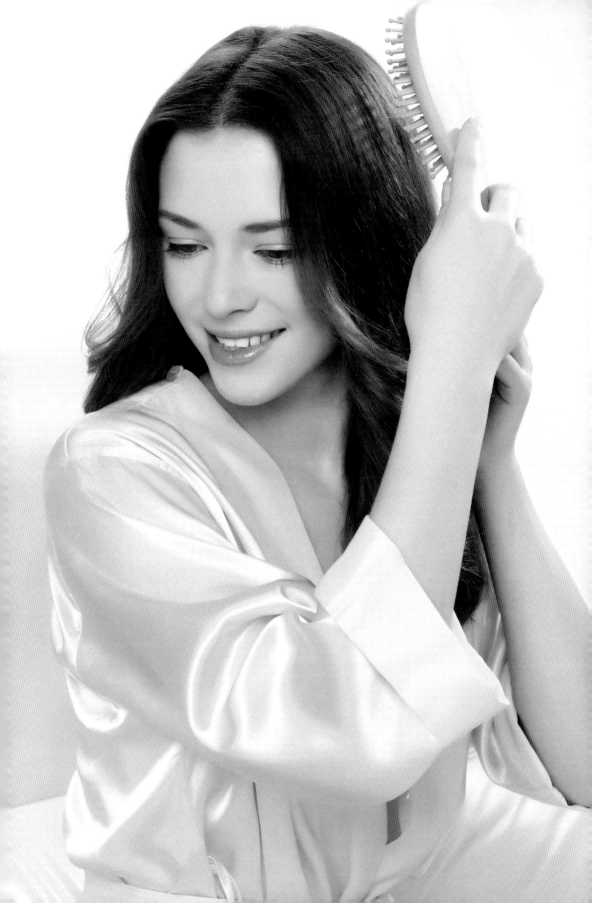

一、魅力从"头"开始

每个合格的妈妈都会全身心地照顾宝宝，但这"甜蜜的代价"是疏忽了对自己的关爱。喂奶、换尿布、洗澡等宝宝的日常照看，让你没有时间仔细看一看现在的自己。你曾经一头乌黑秀亮的头发不知不觉就变得如此干枯毛糙、没有光泽。想要产后变辣妈，恢复魅力值就让我们先从"头"开始吧。

1. 产后发质看五脏

一头乌黑亮丽的头发肯定会让人心生羡慕，但你知道头发跟五脏也有着十分紧密的关系吗？头发的荣枯能直接反映出五脏气血的盛衰，产后很多妈妈会发现头发变得毛糙还易断、易掉。下面我们就来具体了解一下，怎样从头发的变化来看五脏。

心：心藏神，主情志

中医认为：心，五行属火，主血脉，对整个人体的生命活动有着十分重要的作用，人体各个脏腑的运行都离不开气血的供养。而气血顺利到达全身各处则依赖于心气的推动。心气充足，气血充盈，头发就会得到足够的营养而生长浓密，有光泽。反之，则干枯脱发。所以养发先养心。

肝：肝藏血，主疏泄

肝，五行属木，具有调畅全身气机和血液运行的作用。肝的疏散宣泄功能正常则心情舒畅，情志活动正常则能持续地滋养头发。如果肝气郁结，心情抑郁或过度忧思会使得肝血不足，造成气血瘀滞，头发就会毛糙干枯而脱发。所以养发一定要护肝。

脾：脾主统血，主运化

脾，五行属土，先天之本气血生化之源，如果脾胃气虚、气血不足，头发会枯黄打结难疏通，易断易脱。如果运化失职会导致头油多、异味重，严重的还会产生腥臭味，头皮出现红色斑点或溃疡脱发、黄色且厚硬头屑及头痒（脂溢性头炎）等不良症状。

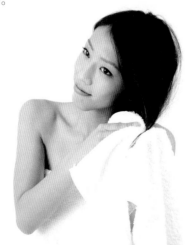

肺：肺主皮毛，司呼吸，朝百脉

肺，五行属金，全身的气血运行及皮肤呼吸、汗液分泌和皮肤抵抗外邪的功能都是由肺来调节。如果肺气虚弱气血不能供给皮肤，皮肤毛发失养，汗液分泌失衡皮肤得病，外邪会从皮肤进入身体。所以头皮缺水，头发稀疏细软无力、脱发。

肾：肾藏精，主骨生髓，其华在发

肾，五行属水，脑为髓之海，精髓都藏于脑，头发的基本营养就是肾精，所以肾的功能正常，肾的精气旺盛，头发就乌黑浓密有光泽。反之脑髓空虚，大脑与毛发失养，头发不长，易脱，早白。如阴虚阳亢，虚阳从颠顶外泄则秃顶或前额秃。

2. 产后也要做好头发护理

如果你想恢复到孕前魅力，不和那一头乌黑亮丽的头发说再见，请在产后做好头发护理；如果你已经出现头发毛糙干枯还掉发，请你马上开始产后头发护理工作。具体护发小妙招如下：

◆选用功效温和滋养的洗发水可以为头发提供更好的保护，减少头发打结、毛糙。配合护发素可以更好地改善每次洗头时掉发的现象，头发也会更顺滑。

◆在冲洗头发时，要控制水柱强弱，太强的水柱会刺激头皮，只要使水流顺着头发的方向轻轻冲洗就好。水温适宜并辅助按摩，可以加强头皮的血液循环，稳固发根。

◆梳子最好选用宽齿木梳，先梳理发尾，另一只手握住头发的中段位置，这样才不会将头发根部扯下。需要注意的是，扎头发时也不要太过用力，皮筋不要太紧，以免加速头发脱落。

◆产后脱发属正常现象，过段时间就会恢复。要想头发恢复得好，新妈妈要注意饮食，营养均衡是头发生长的保障。可以多吃一些富含维生素、锌、铁等物质的食物。

3. 月子清洁头皮小窍门

当长辈照顾你的月子生活时，洗头肯定是他们极力反对的事情，头痒的无尽滋味只有月子期的妈妈最能体会。但真的熬不过那么漫长的时间，太难受了。那有什么月子期清洁头皮的小窍门可以借鉴下？以下方法可以参考。

在月子期，新妈妈的新陈代谢会比较旺盛，分泌的汗液、油脂也会随之增加。不洗头是不太可能做到的。但新妈妈可以用酒精擦拭头皮的方式来保持头皮清洁。首先将药用酒精隔水温热，再以脱脂棉球沾湿，将头发分开，前后左右擦拭头皮，稍用手按摩一下头部后，再以梳子将脏污刷落，如此将会感到比较清爽。此法可于饭前天天擦拭，或用软梳梳理头发，好让头部气血畅通，保持脑部清新。

4. 月子洗头的注意事项

传统观念中认为月子里不宜洗头，是因为当时的各方面条件差，确实不适合。但现在生活水平提高，只要掌握好月子里洗头的注意事项，就不会为今后的健康埋下隐患。

在产后两周洗头　刚刚生产完的身体太过虚弱，各项器官需要恢复。洗头会让手酸，久站会引发腰痛，还容易着凉，影响恶露的排出。产后两周，身体有所恢复，故建议两周后再洗头。

注意室内温度　洗头时要特别留意室内温度，应该把空调或浴霸暖灯打开，调节室内温度，且不要直接对着暖器或暖灯，以免引起头晕不适。

洗头水烧开再冷到合适温度　洗头的水必须是烧开后的，并凉至合适温度再洗。没有烧开的水中含有大量细菌，新妈妈身体虚弱，抵抗力较差，容易受到细菌的感染。

洗头动作要轻柔　洗头时要注意力道，较大力度的洗头虽然会让你感觉很舒服，但因为用力刺激头皮会引起头痛，所以洗头时动作要轻柔。

洗完头后不要马上吹风　洗完头之后不要马上打开窗户或直接对着空调吹头发，应用毛巾将头发擦干。不经意之间头部受风，很容易着凉感冒，还会引发头痛。

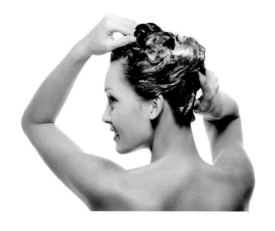

5. 不要在哺乳期染发、烫发

你知道染发、烫发对自己有多少伤害吗？尤其是在哺乳期的妈妈染发、烫发对宝宝的健康又有多大影响？我们先来看看染发、烫发的危害，哺乳期的妈妈再决定还要不要去染发、烫发吧。

会损伤头发

染发剂中所含有的碱性成分会强行打开头发表层的毛鳞片，让人工色素进入到头发的皮质层从而实现染发，对头发带来不可逆的损伤，使头发发黄、没有光泽，其实染发、烫发后感觉头发没有从前好并不是错觉。

可加重脱发

很多哺乳期的妈妈最头痛的就是脱发，但脱发也是哺乳期的正常现象，不必太过担忧。在此期间的烫发、染发会损害头发的基础组织，会加大脱发的范围，并加快脱发的速度。

易引起宝宝过敏

还在哺乳期的宝宝，皮肤娇嫩、抵抗力弱。新妈妈烫发后，在照顾宝宝时，头发如果不经意地划过宝宝身体、面庞，这些很有可能引起宝宝产生过敏反应，让宝宝的身体发育受到影响。

可能引起新妈妈过敏

哺乳期的新妈妈抵抗力下降，染发剂或烫发剂质量问题会对新妈妈造成一系列的疾病，产后身体各个组织发生变化，孕前对烫发剂、染发剂不过敏并不代表产后依然不过敏，新妈妈要格外注意。

诱发皮肤癌、乳腺癌

哺乳期烫发如果选用了不良染发剂，会使其含有的化学物质进入妈妈和宝宝的皮肤，可能导致皮肤癌、乳腺癌等疾病。

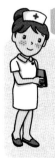

温馨提示：已经染发或烫发的新妈妈可以这样做

已经烫发或者染发的新妈妈，在短期内应避免宝宝接触你的头发，并且应经常洗头，清除残留药剂。最好一个月以内都不要喂奶，平时要多喝水以稀释和加速排泄身体内的有毒物质。为了自己和宝宝的健康，最好不要在哺乳期烫发、染发。

6. 吹风机要这么用

已经成功在月子期间洗完头发的你是不是感到前所未有的清爽，心情都变舒畅了。但是又开始纠结怎么把头发弄干，可以用吹风机吗？还是只能等它自然干？下面就来教你快速弄干头发的方法。

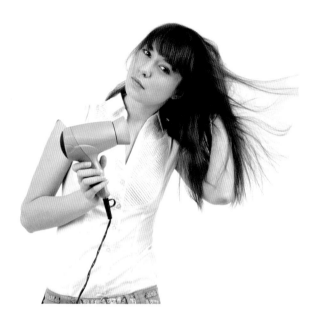

等待头发自然风干是不可取的。湿漉漉的头发在变干的过程中会带走大量热量，使头皮血管受到冷刺激而骤然收缩，落下头痛的毛病，还容易受凉感冒。洗完头可以先用速干毛巾快速吸收头发水分，使之达到半干状态。然后配合吹风机吹干，但使用前应该让吹风机在旁边吹一会儿，出现热风后，再吹头发比较好。这样就可以既快速又安全地吹干头发，新妈妈也不用担心感冒了。

7. 摆脱令人难堪的白发

以前乌黑的秀发除了变得毛糙枯黄以外，很多新妈妈还发现，白头发也变多了。这突然出现的白发让很多爱美的妈妈感到很苦恼，难道养宝宝都累到长白头发的地步了？产后白发的原因是什么？怎样才能摆脱这令人难堪的白发？

当黑色素颗粒在毛乳头、毛球部的形成发生障碍，或虽然形成但因某种因素不能运送到毛发中去，从而使毛发髓质、皮质部分的黑色素颗粒减少、消失时，白发就出现了。

而产后白发主要是分娩造成气血过度损伤，再加之哺乳进一步消耗气血所产生的。好在是月子期的正常表现，新妈妈不必太过担忧。另外，精神因素也影响白发形成，所以新妈妈应该保持心情愉快，不要太过忧虑。

为了让新妈妈摆脱白发，借助中药和食疗也是不错的选择，但药材选择不能对哺乳期的你和宝宝造成不良影响。饮食方面可以多吃黑芝麻、黑豆、阿胶、大枣等，对抑制白发有很好的功效。

8. "心魔"引起脱发

当你从"多发星人"变成"脱发星人"的时候，心情肯定是郁郁寡欢还附带几分忧愁，这是人之常情。但我需要告诉你的是，其实就是你这郁郁寡欢的心情让你脱发更严重。别不信，已经有研究表明，脱发与不良情绪有着千丝万缕的联系。

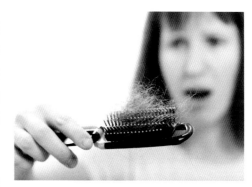

分娩后，新妈妈的情绪由喜悦转变为低落，产后身体虚弱、作息时间不能保证，再加上忧虑宝宝的健康，这些都会带给新妈妈过多的焦虑。过度焦虑会使外围小血管持续收缩，皮肤的血液循环骤减，其中包括流经头皮的血液，头皮得不到充分的血液支持，毛囊萎缩，从而导致脱发的产生。

既然已经知道了不良的情绪会引起脱发，那心病就需心药医。保持愉快的心情，赶走"心魔"就可以缓解脱发，延长头发的生命周期。为了减少脱发，新妈妈一定要有乐观的心情，避免焦虑、恐慌等不良情绪的出现，并且要认识到产后脱发是正常现象，不要过度担心，以免形成恶性循环。

9. 头部按摩，护发新妙招

护发的方式多种多样，但护发素好像没有太大的成效，新妈妈又没有时间去美发店做护理。其实你可以试试头部按摩，在家里进行护发，要是新爸爸作为按摩师就更好了，还可以增进夫妻感情。

步骤1　十指合拢，指尖先按在太阳穴上，分别顺时针和逆时针打圈10次。

步骤2　将双手并放在额头上，以指腹从眉心中线开始按压，从额头中线开始，至头顶中线结束，重复10次。

步骤3　双手指腹从眉心开始，向两侧轻柔按压到太阳穴，重复10次。

步骤4　双手放在耳朵两侧，手指放在脑后，手指尽量靠拢，接着轻轻拍打后脑勺来放松头皮。

步骤5　手指穿进头发，手掌握拳紧闭，轻轻拉扯头发。动作持续到整个头皮都被拉扯过为止。

步骤6　十指微屈做徒手梳头的动作，由额前梳往脑后，可重复多次做。

二、巧用产后修颜术

由于孕期身体的种种变化，自己的皮肤也发生了明显的变化，脸色暗沉、长斑、妊娠纹，等等，这些皮肤问题总是干扰着爱美的新妈妈。其实，产后月子期也是皮肤护理的好时机。巧用产后修颜术可以帮助你找回昔日容颜，产后变辣妈一点也不困难。

1. 辣妈祛斑美肤大行动

宝宝是平安降生了但孕期的妊娠斑却没有丝毫想要消退的意思，难道自己要在"黄脸婆"的道路上一去不复返了吗？其实，妊娠斑是由于孕期胎盘分泌激素增多而产生的，又叫做黄褐斑。一般鼻子和脸颊最为明显，很多都是对称分布，好像蝴蝶一样，所有又叫做蝴蝶斑。

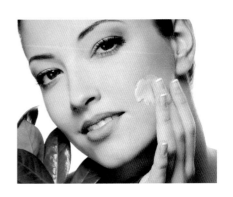

消除妊娠斑的专业建议

产后，随着体内激素恢复到正常水平，脸上的妊娠斑也慢慢消退，但也有的新妈妈依旧存在。新妈妈一定要在保证自身健康安全的前提下选择祛斑方法，切不可随意选择。

中草药祛斑法 适当服用一些具有祛斑功效的中药制剂，配合一些外敷草药制剂的面膜，可以内外兼顾，达到淡斑、祛斑的作用，方法安全，但见效慢。

果酸祛斑 用浓度较高的果酸来剥离表皮。

消除妊娠斑的日常护理

任何祛斑方法都没有立竿见影的功效，一些不经意的日常习惯和细节也会影响祛斑效果，所以新妈妈要格外注意。

选择合适的护肤产品 最好选择含有安全的祛斑成分的护肤品，同时避免强烈日晒，尤其夏季要做好皮肤防晒。

注意饮食 富含维生素 C 的食物可以抑制有色物质生成，减少黑色素，淡化妊娠斑。

2. 除皱了无痕

皱纹，往往是变老的象征，很多女性对皱纹的出现非常敏感。皮下脂肪减少，弹性纤维断裂，皮肤变得萎缩、褶皱从而产生皱纹。有哪些方法可以除皱？不妨试试这两个方法。

食疗方法

·富含核酸的食物：核酸具有延缓衰老、使产后粗糙皮肤变得光滑的功效。代表食物有鱼、蘑菇等。

·富含氢氧酸的食物：酸奶中含有的氢氧酸等物质有助于软化产后皮肤的黏性表层，消除死亡旧细胞，从而除皱。

按摩疗法

·眼部为例：用中指指腹沿上下眼睑内侧向外侧稍稍用力进行滑动按摩，返回时在肌肤上轻轻滑动，反复3次。

·额头为例：按摩时先由下往上，然后由内侧向外侧，最后手指由发际滑至太阳穴，用力按压太阳穴的美容点。

3. 产后，别让颈纹出卖你的年龄

颈部，是日常护理经常忽略的部位，经常低头、缺少护理，慢慢地颈纹就显现出来了。而颈纹是最容易暴露年龄的地方，想要加强颈部护理的新妈妈可以放心尝试这些方法。

颈部养护按摩手法

方法1 颈部涂抹颈霜后，开始从耳后进行按摩至锁骨，有良好的排毒作用。

方法2 头微抬，手握拳，由锁骨至下巴以画圈的方式进行提拉，重复5次。在颈纹较深的位置，动作稍稍用力由下往上推，重复15次。

颈纹消除日常护理

◆颈部皮肤较薄，选择温和、易吸收的护肤品更有利于做好颈部清洁。

◆尽量避免长时间的低头，枕头的选择也要高度适中，以免加重颈纹。

4. 辣妈战"痘"秘诀

有些新妈妈发现，在孕期，自己俊俏的脸蛋被痘痘悄悄攻占了，而产后由于内分泌失调、休息不足，往往又会使得痘痘丛生。那么如何面对这种不是青春期的"青春"印记呢？下面介绍一些秘诀，帮助妈妈们战"痘"。

避免用手挤痘痘

痘痘冒出来以后，如果用手去挤，由于手上有很多细菌，很容易引起皮肤深层化脓性发炎，或者导致并发性细菌感染，留下瘢痕，从而给皮肤留下永久的伤害。

保持脸部清洁

新妈妈应勤洗脸，保持脸部清洁，这样才有可能及早地将滋生痘痘的"萌芽"扼杀在摇篮里。一旦有痘痘迹象，要用温水轻轻按摩生痘处，有利于毛孔畅通，促使油脂排出体外。洗面奶不要太过刺激，以免加重痘痘的症状。

注意饮食

产后新妈妈恢复身体自然离不开饮食调养，被痘痘侵袭的妈妈们就更要注意饮食情况。要尽量远离油腻、油炸、高热量以及辛辣的食物，多吃水果、蔬菜，多喝开水。

放松心情，充分休息

紧张、烦躁、压力大会使油脂分泌增加，促使痘痘生长，脸色也会暗沉。相反，心情愉悦、及时排解压力、保证充足睡眠才是妈妈保持靓丽容颜的保证。

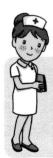

温馨提示：先评估皮肤再选择治疗方式会更安全

一般而言，新妈妈可以适当使用一些控油产品治疗痘痘。但处于哺乳期的妈妈，为了宝宝的健康，最好到正规医院进行皮肤评估，选择最安全、健康的治疗方式。

5. 产后不做"干"妈妈

对宝宝的日常照顾占据了你的大部分时间，从而很少有精力照顾自己，更不要说保养皮肤了。受体内激素的影响，新妈妈产后皮肤水分蒸发加快，皮肤角质层缺水而导致皮肤干燥。面对这种现象，很多新妈妈会误以为是皮肤缺少油性造成的，就会选择滋润霜来挽救，其实这是错误的。怎样给皮肤补充充足的水分，可以从生活细节着手。

◆洗浴时，挑选温和的洗浴用品，避免碱性的肥皂和含有化学成分的洗浴用品，以免加重皮肤干燥程度。

◆洗澡时水温不宜过高，尤其是冬天。洗澡水的温度为 37 ~ 40 摄氏度，如果水温过高容易洗去皮肤表面的油脂，这层油脂可以保护皮肤避免受损。当这层油脂被破坏后，就会导致皮肤出现干燥。

◆沐浴后在全身擦上保湿润肤乳。目前市场上的润肤霜有很多种，新妈妈可以根据自己的皮肤类型选择合适的润肤乳。

◆尽量选择棉质衣物，避免化纤面料。洗衣服时先用衣物护理液浸泡，使衣物变得柔软，减少静电的发生。

◆如果皮肤干燥程度较重，有皮屑产生，建议去医院就诊，排除过敏的可能并谨遵医嘱。

◆养成正确的喝水习惯。起床后一杯水，可以刺激肠胃蠕动，促使内脏进入工作状态。被便秘侵扰的新妈妈可以尝试在水中加一点盐。但产后第一周是身体"消水肿"的关键期，这个时期大量饮水反而会对身体代谢产生负担，所以要尽量少喝水。

◆多吃富含水分的食物。黄瓜可以作为补水食物"一号选手"，生菜、芹菜、西瓜、杨桃、草莓等食物都富含水分，新妈妈可以根据自己的喜好，适当多吃一点。

◆多补充维生素。西红柿、胡萝卜、动物肝脏、坚果、橙子、猕猴桃等维生素含量高，可以适当摄入。

◆减少刺激性、热性的食物，相反可以多补充一些水分和维生素较高的水果。

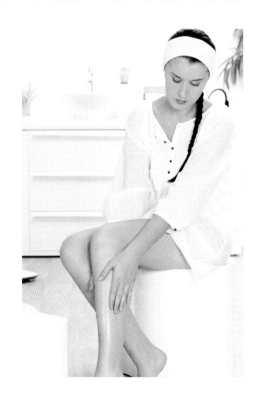

6. 消除黑眼圈的按摩手法

白天要照顾宝宝的吃喝拉撒，晚上也要频繁起夜，妈妈的劳累显而易见，没有足够的休息必然会出现黑眼圈。眼部按摩可以刺激穴道，帮助血液循环，从而达到消除黑眼圈的目的，但手法要轻柔。具体方法如下：

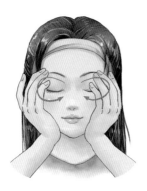

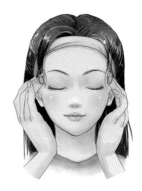

方法 1：

蘸取眼霜在中指和无名指上，以眼角为起点，以画圈的方式按摩整个眼周。眼睑处细嫩皮肤也是眼部细纹易生区，动作要按照同一个方向进行，而不是随意按摩。

方法 2：

双手分别按住两边的太阳穴，稍用力道以画圈的方式按摩。这样的按摩方式有助于眼睛重新恢复明亮。当你用眼过度或感到眼睛疲劳的时候可以尝试，效果不错。

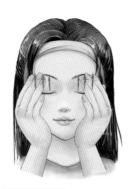

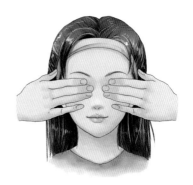

方法 3：

头微低，中指和无名指的指腹挡在眉骨下，然后将眼皮向上提拉，可重复几次来放松眼皮。

方法 4：

闭眼，将手心搓热后扣压在眼睛上，待温热消散后按揉眼球。力道适度的按揉可以有效缓解眼睛疲劳，如果眼球感到微微的酸痛属于正常现象，不必太过担心。

7. 收缩毛孔的方法

很多孕妈妈把身材走样、颜值下降都归结于孕育宝宝无私奉献的结果，但殊不知毛孔粗大却往往是因为自己没有精心护理皮肤。鼻子变成草莓鼻，鼻头两侧的毛孔也大得有点吓人，为什么在产后变美的路上有这么多的"拦路虎"，毛孔问题是什么原因导致的？又该怎么解决？不妨尝试下这些方法。

没有做好皮肤的清洁工作，洗脸时水温太高或太低以及不正确的去黑头方法等都会造成毛孔粗大。只有了解了根本原因才能对症下药，从而解决毛孔问题。

做好面部清洁

每天做好洗脸这项基本工作，注意面部的水分及油脂分泌变化，定期的去角质给予面部皮肤深层清理，但要控制力道不要造成毛孔损伤，可以有效解决毛孔大部分的问题。

化妆棉敷脸

化妆棉拥有超强的吸附功能，可以将具有保湿功能的水、乳倒在上面，再敷到脸上，这可以使保湿水更快地渗透到皮肤里层，补充水分的同时缩小毛孔。

冰毛巾有助收缩毛孔

干净的毛巾裹紧冰块放到脸上冰敷至少1分钟，再拍上保湿水即可，既收缩毛孔又控油。也可以将毛巾放入干净的保鲜袋再放进冰箱，洗完脸后直接用毛巾进行冰敷。

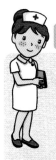

温馨提示：日常食物对收缩毛孔有不错的效果

先把脸打湿，然后用蛋清涂抹脸部，再清洗干净，只要长期坚持，你就会发现鸡蛋清洗脸可以达到收缩毛孔的效果。

借助化妆棉将啤酒充分吸收，再敷到脸上，等差不多干透后取下，你会发现啤酒敷脸会让毛孔缩小很多。

原来日常食物对收缩毛孔也有不错的功效，既简单又安全的小方法让再忙碌的你都能做好自己的皮肤护理。坚持下去，变成辣妈就指日可待了。

8. 产后也能用面膜

很多新妈妈都曾经是"睡前不敷面膜会死星人"，但自从有了宝宝就和一切护肤工作说再见了，就是害怕面膜、乳霜中的有毒物质太多会对宝宝和自己的健康有影响。即使在产后也依旧放不下这份担心。其实，适当地敷面膜对产后皮肤的改善是有很大好处的，只是重点在于选择什么样的面膜。

市场上的面膜琳琅满目，各种功效被吹嘘得天花乱坠，但面膜里的添加成分却无从考量，即使是产妇专用面膜也很难让妈妈们信服。自我认为，为了健康，再多的担心都不为过。今天就分享几例纯天然食物面膜，同样有很好的功效，自己动手 DIY，这种面膜安全程度肯定有保障。

清洁面膜

苹果面膜：将苹果洗净去皮切成小块，然后放进榨汁机榨成汁，在洗完脸后，将面膜纸吸满苹果汁，敷在脸上 10 分钟，然后揭下并洗干净脸。苹果中丰富的果酸可以有效地清洁皮肤，还可以缓解油脂分泌过多，让皮肤更加干爽。

保湿滋养面膜

芦荟面膜：芦荟洗净榨汁并倒入干净的容器内备用，加入蛋清、牛奶，搅拌均匀成糊状，待洁面后，敷于脸上 15 分钟后冲洗干净。芦荟具有高度保湿、补水的作用，让皮肤不干燥。

美白淡斑面膜

番茄面膜：将新鲜的番茄榨成汁，加入少许淀粉增加黏性，敷于面部，20 分钟后洗掉。番茄富含维生素 C 和番茄红素，可以阻止黑色素的合成，对祛除黄褐斑、雀斑有良好功效，还有一定的美白作用。

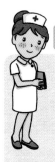

温馨提示：敏感测试后才可以大胆使用

自制面膜可以保证没有添加有害物质，但不太方便存放，所以最好现做现用，一次不要太多。一些食物原料和面膜纸都可能会引起过敏，所以要先做敏感测试。在耳后或者手腕内侧涂抹面膜，没有红肿或发痒现象就可以放心大胆地涂在脸上。

9. 出门要做好防晒

随着宝宝一天天长大，他想要迫不及待地去发现外面的世界。尤其是夏天，出门前你肯定会给他带上小帽子，涂上宝宝专用的防晒霜等，细心呵护宝宝的皮肤。同时你也要跟他一起外出，自己的皮肤就不需要保护吗？出门前为自己的皮肤做好防晒同样重要。

过强的紫外线会对皮肤细胞带来一定的破坏，会引起皮肤浅表层的血管扩张、充血甚至是细胞的水肿，从而导致新妈妈长斑或妊娠斑加重，所以出门前的防晒工作必不可少。

带一把遮阳伞，穿上防晒衣，找一个有阴凉的地方，不在太阳光最强烈的时候外出等，这些都是"物理防晒"不错的选择。其中最主要的还是涂上防晒霜，但新妈妈要注意防晒霜的选择，安全性能高、不添加有害物质的才是首选，回家后要及时清洗干净。

10. 美白，安全第一

很多妈妈都会羡慕宝宝娇嫩的皮肤，感慨自己的容颜有去无回。孕期体内的激素发生改变让色素沉积、长斑、变黑，产后机体需要恢复，导致体内毒素不能顺利排出，加上照顾宝宝日常，没有充足的睡眠等诸多因素，让妈妈们迫切地想要在产后皮肤变白，拒绝"黄脸婆"。出于对健康的考虑，美白用品应该把安全放在第一要位。

选择安全并适合自己的护肤产品，没有刺激成分、不含香精。如果你看不懂复杂的配方成分表，最简单省心的办法就是选择孕妇或婴儿专用。其实，最后的清洗很难保留下所谓的"美白成分"，所以新妈妈不要盲目相信广告效果，浪费高额的金钱。

食疗美白最安全。科学证明，富含维生素C、番茄素、胡萝卜素的食物可以加强皮肤的新陈代谢，抑制黑色素的形成从而促使皮肤变白。例如西红柿、青椒、包菜、猕猴桃、木瓜等食物，可以多吃一些。

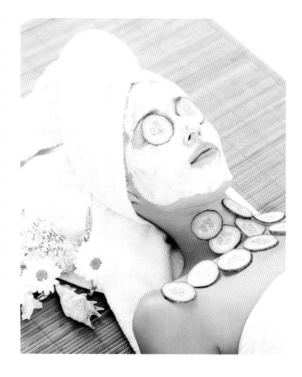

11. 巧除产后妊娠纹

孕期出现的妊娠纹，是因为皮肤真皮层中的胶原蛋白和弹力蛋白不足以负荷变大的肚皮，导致纤维断裂，使皮肤凹陷、毛细血管受到挤压而形成粉红色或紫色伤痕形状的条纹，产后变成了白色或银白色却还没消退，新妈妈们不妨试试以下方法可以巧除妊娠纹。

运动有助消除妊娠纹

产后适度运动，有助于提高身体活力，让皮肤的延展性得到改善，从而增加皮肤弹性。跑步可以充分锻炼臀部和大腿，可以将局部脂肪转化为肌肉，从而达到淡化妊娠纹的目的。快走、游泳以及瑜伽也都是不错的运动方式，新妈妈要循序渐进、持之以恒。

按摩有助消除妊娠纹

腹部按摩 在腹部滴几滴橄榄油，以脐部为中心，手掌顺时针画圈按摩，范围由小到大逐渐扩散。

大腿按摩 妊娠纹分布范围作为按摩区域，一直向上按摩到髋部，反复按摩 10 次，再换腿。

胸部按摩 以乳沟为起点，双手指腹涂上橄榄油由下向上，从内至外画圈按摩，贴近颈部时停止。

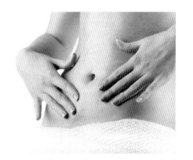

饮食有助消除妊娠纹

不经意吃进太多的奶油或乳酪，摄入过多的动物性脂肪会让血液倾向酸性、易疲劳、脂肪都囤积下半身，从而会加重妊娠纹。以大豆之类的植物性蛋白质或是热量很低却营养丰富的海鲜，可以作为优先考虑的食物，促进新陈代谢和体内脂肪消耗。玉米油、橄榄油或葵花油代替动物性脂肪，含有大量不饱和脂肪酸，让你同时拥有美丽和健康。

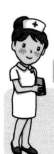

温馨提示：鸡蛋清还有消除妊娠纹的作用

鸡蛋清具有清热解毒、促进组织生长、伤口愈合的功效。鸡蛋清祛除妊娠纹，不仅可以让皮肤更加细嫩白皙，蛋清中的醋酸还能避免细菌感染。

12. 剖宫产后，伤口不留痕

诸多原因作用下选择剖宫产作为分娩方式的孕妈妈都不得不面对由于手术所留下的疤痕，尤其是当这疤痕开始增生时，就更成为妈妈们心中隐隐的痛，每次低头看到时，都会哀叹一声。难道就不能避免伤口留疤吗？留疤的原因是什么，又该怎么做呢？

●伤口留疤的原因●

◆年龄：越是年轻的孕妈妈越是容易遭到伤口留疤的侵扰。因为皮肤内胶原蛋白组织生长得比较旺盛，对伤口愈合的反应也就越强烈。

◆体质：疤痕体质是指皮肤受到损伤后更容易出现疤痕，不但影响外观，而且局部疼痛，影响功能运动。在美国，深色肤色的剖宫产妈妈出现疤痕的几率比白种人高9倍，可见，肤色也是影响因素之一。

◆感染：产后伤口护理不当引发感染会导致肉芽组织的过多增生，相比之下，所留下的疤痕也就更突出。

●伤口不留疤的注意事项●

◆等待拆线期间谨遵医嘱，保持伤口干燥清洁，按时给伤口换药。

◆伤口结痂时会有刺痒感，也是揭掉正在修复阶段的表皮细胞，加速伤口产生增生，不要乱抓要让它自己脱落。

◆剖宫产后2～3周，疤痕开始增生，整个增生期要持续将近3～6个月，可以在医生指导下使用一些预防疤痕的药物，避免剧烈运动，弱化腹部张力。

◆疤痕要避免阳光直射，新生的皮肤组织比较脆弱，易受紫外线的侵扰。

◆注意饮食，忌辛辣刺激性食物，多吃一些富含维生素的食物。

◆祛疤淡痕产品一定要等伤口完全愈合之后才可以使用，不然会加重对伤口的刺激。

◆如果疤痕比较严重，可以选择医学美容来除疤，但剖宫产后半年以内不建议整形，等到半年或一年后，可以到正规的医疗整形医院，采用整形手术来除疤，这也是治疗增生性疤痕比较有效的方法。

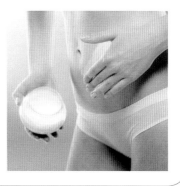

三、昂首挺胸不下垂

丰胸、翘臀，构成了女性形体的"S"形曲线之美。可是，产后的新妈妈，由于孕期乳房就已产生变化，产后又要给宝宝进行哺乳，很容易使胸部发生下垂，甚至发生一些疾病。为此，新妈妈需要采取一些正确的措施来帮助自己的乳房重塑健康的曲线之美。

1. 不要长时间侧卧睡觉

由于产后新妈妈乳房内部软组织比较脆弱，乳房容易受到损伤，引起内部增生，而且长时间保持一个姿势睡觉，容易使乳房受到外力的挤压。而外力挤压会导致乳房提前老化、皮肤松弛、乳房变形外扩，从而改变乳房外部的形状，使得高耸的乳房下塌、下垂，不再美观。

趴着睡觉容易严重压迫胸部，最伤乳房，产后仰睡又有胸型外扩的风险，相较而言，侧卧或许会是保护乳房比较好的选择。值得注意的是，采用侧卧的姿势并不表明可以长时间朝一侧睡觉，也不意味着可以长时间保持侧卧的姿势不动。因为长期偏于一侧的睡眠姿势会导致单侧乳房发育缓慢，增加女性乳房不对称现象，影响美观。据国外专家表示，女性要是长时间侧卧会拉伸乳房韧带，破坏乳房的弹性，增加胸部下垂的风险。

此外，肢体的不对称性活动也会影响乳房的血液循环。尤其是对于产后处于哺乳期的妈妈而言，长期侧卧的这种不对称性肢体活动会影响乳汁的分泌，为母乳喂养带来或多或少的障碍，有时候甚至会使宝宝挨饿。

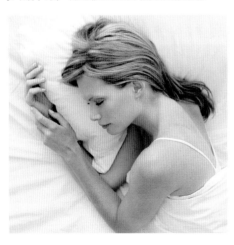

因此，建议新妈妈在睡觉时，不要长时间向一侧睡觉，应左右侧卧轮流进行。而且，虽然侧卧是保护乳房相对较好的方式，但也并不意味着睡觉时只能保持侧卧，也应适当地采取其他的卧姿，比如长时间侧卧后可以适当地仰卧，经常翻身活动一下。这样的话，不仅能保健胸部，而且也有利于血液畅通流动，避免长时间保持一个姿势下肌肉僵硬或神经麻木。

2. 保持乳房的清洁

乳房，作为妈妈身体最重要的器官之一，又是哺乳期宝宝获取食物的主要源头，它的干净卫生直接影响到母亲和宝宝双方的身体健康。新妈妈乳房如果清洁不当，乳房很容易遭受细菌侵袭，增加感染各种乳房疾病的风险。而宝宝吮吸乳头时，妈妈体内的一些细菌可能会通过乳汁传递到宝宝的体内，影响宝宝的身体健康。

试问，作为一个女人，尤其是作为一个妈妈，又怎能忽视乳房的保护和清洁呢？因此，新妈妈应注意保持乳房的清洁：

◆清洗时，动作要温柔、轻缓，不要太用力，避免用力牵拉乳房及乳头，用力搓揉导致乳房下垂、变形，以免擦破乳头上的皮肤。正确清洗乳房的方法应是：以一只手往上轻托乳房，另一手指腹顺时针方向轻揉。

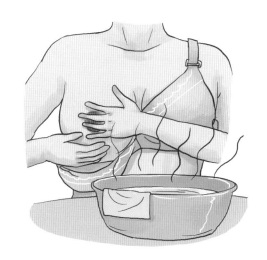

◆在清洁、搓洗乳房时，最好辅以按摩，尤其是产后女性，这样不仅使乳房更加坚挺、丰满，还有益于保持乳房的畅通，让乳房护理更有效。

◆需要经常清洁乳头、乳晕，避免长时期不洁净会引起麻烦，如出现炎症或造成皮肤病。

◆使用任何的清洁方式时，都不要使用香皂或酒精之类的化学物品来擦拭乳头，否则会使乳房局部防御能力下降，乳头干裂，以致遭受细菌感染。

◆洗澡时，最好避免用太热的水刺激乳房，更不要在热水中长时间浸泡，否则会烫去皮肤表面的角质层，让皮肤越来越干，乳房的软组织越来越松弛，水温以27摄氏度左右为宜。在淋浴时，最好使用喷头冲洗乳房，喷洒时冷热交替，有利于提高胸部皮肤张力，促进乳房血液循环。用喷头从下向上冲洗胸部，起到让胸部坚挺提升的效果。

◆哺乳妈妈在哺乳前后应注意保持乳房的清洁。清洁时，尽量用温水擦拭。

◆哺乳妈妈乳头表面的积垢和痂皮，要用植物油（如橄榄油、麻油、豆油等）或矿物油（如石蜡油等）外敷，等积垢或痂皮变软后，再用温和的乳液和热水做彻底清洁。但要避免在此后给宝宝进行哺乳。

153

3. 哺乳姿势要正确

在母乳喂养中，很多新妈妈会出现一些问题，如乳房疼痛、凹陷、变形、奶水不够等，其实这些都和哺乳姿势不正确有关。一个正确的哺乳姿势，其舒适性应包括新妈妈和宝宝双方。

新妈妈哺乳时要确保体位和托乳姿势的正确：

正确的体位

哺乳时新妈妈身体适度放松，托住宝宝的头、肩、臀，宝宝身体贴近母亲，头与身体呈直线，脸向着乳房，鼻子对着乳头，下颌碰到乳房。

正确的托乳姿势

把食指至小指并拢贴在乳房下的胸壁上，以食指支撑乳房的基底部，大拇指轻压乳房上方，手离乳头不要太近，宝宝含衔好后，可腾出手来抱住宝宝。

以下介绍几种舒适、正确的哺乳方式：

摇篮式 新妈妈取坐姿，用手臂的肘关节内侧支撑住宝宝的头部，前臂支撑宝宝的背部，手掌托住宝宝的臀部，使宝宝的腹部紧贴着妈妈的身体。新妈妈可以用另一只手托住乳房，将乳头塞入宝宝嘴中，让宝宝吸吮。动作娴熟后，还可腾出一只手轻抚宝宝。为了舒适，新妈妈可在胳膊底下放置一个小枕头。

交叉摇篮式 交叉摇篮式和摇篮式有许多相似之处。区别在于，将宝宝放于手臂肘关节内侧，并用双手托住宝宝的头部。

侧卧式 新妈妈和宝宝身贴身、面对面侧躺，可把宝宝搂在臂弯里，上下调整宝宝的位置，把宝宝的嘴对准乳头。也可用侧卧时处在身体下方的一只胳膊支撑自己的身体，另一只手扶着宝宝，帮助宝宝吃奶。

橄榄球式 新妈妈坐于床上或舒服的扶手椅上，在一侧放置一个枕头，或将枕头放在手臂和扶手之间，把宝宝放在枕头上，让宝宝紧靠新妈妈放置枕头的一侧，并用同一侧的手托住宝宝的脖子和头部，用前臂护住宝宝的背部。

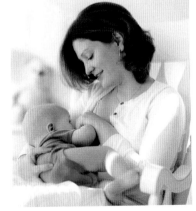

4. 按摩胸部，打造迷人"双峰"

产后适当按摩乳房可促进乳房局部的血液循环，使乳腺保持畅通，还能防止各种乳房疾病。另外，适当刺激乳房还有利于促进雌激素的分泌，有利于产后恢复。再者，经常按摩还有利于乳房的保健，防止乳房下垂，打造迷人"双峰"。

以下是按摩胸部的操作方法：

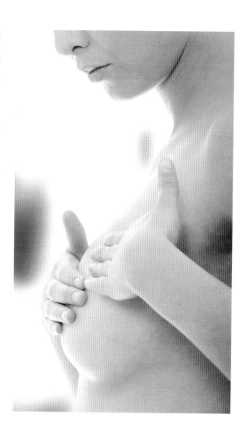

◆新妈妈取坐位，充分暴露胸部，双手搓热，用双手手掌从左侧乳房向四周沿乳腺管轻轻向乳头方向推抚 50 次，以同样的方法按摩右侧乳房。

◆双手并拢从乳房下方托起乳房，并向上推压。

◆左手从左乳房上方着力，均匀柔和地向下直推到乳房根部，再向上沿原路推回，按摩 20 ~ 50 次，同样的原理按摩右侧乳房 20 ~ 50 次。

◆左手手掌根和掌面从两乳房中间用力，先横向推按右侧乳房直至腋下，返回时用指腹将乳房组织收回，反复按摩 20 ~ 50 次。同理，换右手按摩左乳房 20 ~ 50 次。

◆一手托住乳房，另一只手的食指和中指打圈按摩乳房。

◆双手并拢放于一侧乳房下方托住乳房，从乳房根部大幅度震动整个乳房，用双手将乳房向斜上方推压，同理推压另一侧乳房。

◆食指和拇指提捏乳中穴（位于身体前正中线旁边开 4 寸，第四肋间隙，乳头正中央），提捏时力度适中，每次进行 2 分钟。

◆用中指指腹按揉乳根穴（位于乳头直下方，乳房根部，第五肋间隙，距离前正中线 4 寸处），按揉时力度适中，每次进行 2 分钟。

◆食指和中指指腹按揉膻中穴（位于两个乳头连线的中间点，正对到胸骨上的位置）。

◆食指和中指指腹按揉两侧的天溪穴（位于胸外侧部，身体前正中线旁开 6 寸，第四肋间隙，或乳中穴外侧 2 寸处）。

5. 正确选择产后内衣

为方便哺乳，产后妈妈往往不穿内衣。其实，在不穿内衣的情况下，如果遇到震荡，乳房容易下垂。而且乳房和衣服进行直接接触，起不到卫生保护作用，会为宝宝和自身健康带来隐患。带上内衣，乳房有了支撑和托扶，既使乳房血液循环畅通，又可促进乳汁分泌、预防乳房疾病。

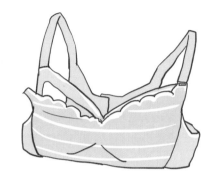

因此，穿上一款合适的内衣，对产后新妈妈来说很有必要，选择一款正确的产后内衣应做到：

◆内衣的型号要合适，佩戴内衣时不能有压抑感，应选择能覆盖住乳房所有外沿的型号。

◆内衣罩杯部分间距要适中，间距不可过远，也不可过近。间距过远，会导致乳房不能被完全包裹，甚至有一部分被挤在胸部两侧，出现副乳等乳房变形的情况。间距过近会使得乳房受到严重挤压，影响乳房血液及乳汁的畅通与循环。

◆内衣的肩带应略宽，以增强拉力，给乳房足够的支撑。不宜太松，也不宜太紧，松紧度要可调节。可选择采用高弹性张力的材质，给乳房以温柔无束缚的包裹。

◆内衣材质应质轻、吸汗、透气、安全。最好选纯棉，避免使用化纤物品，以免给乳房带来疾病危害。

◆选择既能保证稳定性又不具压迫感的内衣。硬性的内衣容易压迫下胸围及乳房，影响乳腺组织的发育。应选择一些软性钢丝的内衣，实现其支撑性、舒适性与健康性。

◆选择兼具抗菌和防臭功能的内衣，避免乳房因分泌乳汁遭受细菌感染而发炎，维护乳房的卫生安全。

6. 产后须留意异常乳房信号

乳房出现异常情况，是哺乳妈妈经常遇到的问题，这些问题都会从一定程度上影响乳房美观。而且一旦处理不好，新妈妈不仅会受罪，小宝宝也会饿肚子。因此，产后新妈妈应留意异常乳房信号，在面对这些问题时，不要慌张，对症处理即可。

乳房胀痛或出现硬结

当乳汁开始分泌时，乳房会变得比较热、重，且疼痛，甚至硬如石头。新妈妈可以先对乳房进行 3 ~ 5 分钟的局部热敷，再用双手按摩乳房。

乳头皲裂

乳头皲裂后乳头会出现放射状小裂口。新妈妈应该根据疼痛程度与裂开程度，选择不同的护理方式。能够哺乳时，可让宝宝先吸吮健侧乳头，再吸吮患侧乳头。伤裂严重时，应停止哺乳，将乳汁挤出或用吸奶器吸出。

乳管堵塞

乳管堵塞时，乳房会出现疼痛点或者硬块，甚至有些新妈妈还会发现自己的乳头上有小白点，这是生长的皮肤细胞堵塞乳管引起的。

通常情况下，新妈妈应坚持频繁母乳喂养，先从堵塞的一处哺乳以促进乳汁排空。在哺乳前及哺乳时，按摩堵塞的区域，以促进乳汁流动。变换不同的喂奶姿势及角度，以确定乳房各叶的奶水都被移出。

乳腺炎

乳腺炎初期，新妈妈在喂奶的过程中会感觉到乳头疼痛，并伴随着乳房肿胀疼痛，哺乳时痛感更强，甚至还有肿块，伴随发热、寒战等全身症状。乳房患侧腋下淋巴肿大，压迫有痛感，这有可能是乳腺炎的前兆。

乳腺炎危害多，严重急性乳腺炎可导致乳房组织大块坏死，甚至并发败血症。出现乳腺炎症后，应立即停止哺乳，去医院就诊。乳腺炎若不及时治疗、控制，病情会加重，给新妈妈带来更大的困扰。

乳头凹陷

乳头凹陷，顾名思义，即乳头不是凸出而是向内凹陷。对此情况，新妈妈可使用合适的乳头罩。但由于继发原因引起的乳头内陷，要积极治疗原发病。

四、穿衣有范儿

女人，不管在哪个年龄阶段，不管处于何种生活状态，都希望自己美美的，新妈妈当然也不会例外，而且他们对美的追求可能会更为强烈。着装是非常重要的一部分，穿对了，既可以美化身材、修饰容颜，又能凸显气质、振奋精神。

1. 注重衣服的颜色搭配

搭配衣服，颜色很重要。产后新妈妈着装颜色应尽量以浅色调和中性色为主。浅色系高贵典雅，中性色是百搭的颜色，如咖啡色、棕色、灰色、藏蓝色等。不要轻易尝试糖果色、冰淇淋色等少女色系，应与自身年龄、气质相符，以免显得突兀。也不要大面积地使用过于饱和的色系。所谓色彩的饱和度，就是指色彩的纯度，纯度越高越鲜艳，纯度越低则越暗淡。饱和色系的服装对人的肤色要求非常高，皮肤不够白皙红润的人穿起来容易显得乡土，而且过饱和的颜色很抢眼，若不合适看起来也会有些突兀。

具体搭配时，新妈妈应注意考虑到自己的需求和着装整体的和谐。比如：

◆喜欢端庄、大方、恬静风格的，可以选择上深下浅的搭配。

◆喜欢明快、开朗、活泼风格的，可以选择上浅下深的搭配。

◆想要突出上衣时，上衣颜色要比下装稍深，反之亦然。

◆上衣有横向花纹时，裤装不能穿竖条纹或带格子的。

◆上衣有竖纹花型，裤装应避免横条纹或格子。

◆裤装是杂色时，上衣应避开杂色。

◆中性色搭配时，可以辅以小饰物进行搭配。

另外，一个人的服装颜色必须要与着装者的体形、性格等相协调，才能彰显其魅力。比如，体形肥胖者，宜穿墨绿、深蓝、深黑等深色系列的服装，因为冷色和明度低的色彩有收缩感；颜色也不宜过多，线条宜简洁。如果是体形瘦小者，宜穿红色、黄色、橙色等暖色调的衣服，因为暖色和明度高的色彩有膨胀的感觉，但不宜穿大红大绿等冷暖对比强烈的服装。性格沉静内向、不善社交的女性，可穿着浅色调的衣服，以增加活泼、亲切的韵味；性格张扬的女性，则可借助蓝色调或茶色调的服饰来增添文静的气质。

2. 新妈妈穿衣要讲究场合

新妈妈着装风格一定要注意与周围的环境和气氛相协调，应讲究场合。

上班穿的衣服一定要端庄得体，体现出自信与干练，避免过分女性化、少女化和性感化，避免随性邋遢。在穿搭上，除了硬朗的线条以外，还需靠低饱和度、沉稳的颜色来表现。可以穿着丝质有垂感的衬衫或羊绒打底衫，下装可以穿包臀半身裙、九分裤。如果要参加聚会或婚宴，可以穿连身短裙、长裙或宽松长裤搭配女士衬衫。花纹修饰也可以，但是花式裙子一定要裁剪简单，才能体现气质。合适的鞋子非常重要，如果你穿得比较正式，最好是搭配一双高跟鞋或漂亮的平底鞋。

3. 新妈妈穿衣"藏肉"技巧

对于刚生完宝宝尚未完全恢复身材的新妈妈，藏起多余的"肉肉"，美美地重入职场和社交场合是她们最大的愿望。学会穿衣可以在一定程度上帮助到新妈妈哦！

"大饼脸"

脸上赘肉多的新妈妈可以选择穿 V 领衣服，这样可以帮新妈妈打造尖下颌。搭配椭圆形的吊坠项链，会在视觉上显得脸比较修长好看。另外，发型和妆容对脸部的修饰也非常重要。比如，动感十足的中发 BOBO 头和斜梳的刘海都可以修饰圆圆的脸型，画高一些的眉峰也可以拉长脸型。不过最重要的还是要适合自己。

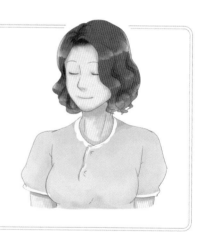

"蝴蝶袖"

因为赘肉集中在大臂，所以新妈妈在选择服装时要格外注意袖子的设计。尽量选择有袖子或半袖设计的上衣，胸部的装饰不要太繁琐。若要穿无袖的衣服，可以选一些不太厚的漂亮披肩搭在肩膀上，既显得高雅又能遮住大臂上的肉。无袖、细吊带、泡泡袖的款式容易暴露上臂赘肉，并显得肩宽。

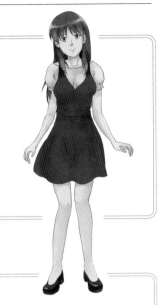

"游泳圈"

　　"有型"的衣服更适合新妈妈藏起"游泳圈"，如曲线收腰裁剪设计。衣服的面料也要挺括板实，这样才不容易贴身，暴露腰部赘肉。新妈妈尽量不要选择柔软面料的衣服，以免贴在身上更加显胖。另外，在腹部位置的双排扣、宽腰带、大图案或拼接设计，都可能在视觉上凸显腹部的肉，应避免。

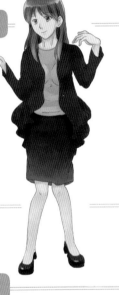

"妈咪臀"

　　如果是分体的服装，新妈妈要注意上衣的长度，长于臀位的最宽处的衣长最为合适。半身裙或裤子的腰臀部位尽量选收缩色（即深色），不要有装饰，避免吸引注意力。可以在上衣和脸部的雕琢上多下工夫，这样可以将别人的注意重心转移到上半身。

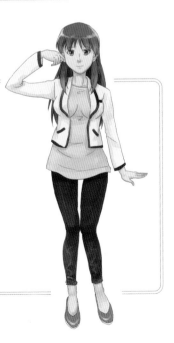

"大象腿"

　　外轮廓流畅、有垂坠感的直筒裤很适合大腿有肉的新妈妈，如果搭配一双高跟鞋，还会有拉长腿型的效果，视觉上也会显瘦。小腿粗的新妈妈，尽量选择和裤子、裙子同色系的鞋子，视觉上可以拉长下半身，让小腿显得修长些；若是穿裙子，可以选择高腰线的连衣裙搭配高一些的鞋跟。紧身裤、下摆有反褶的长裤和短裤、低腰的设计，都会使你的身高看上去矮了一截，腿部也会显得更粗壮。

父母和宝宝的亲子装

当妈妈的都知道，当孩子穿上和父母同样的衣服会有多的兴奋！当一家人穿着与众不同的亲子装走在大街上，毫无顾忌地秀亲情，温馨的场面不言而喻。

亲子装巧搭配

亲子装最常见的就是父母和宝宝穿同样式和颜色的衣服，这样一家人看上去温情满满、童趣十足。当然，这仅仅是亲子装的一部分，时下亲子装已经越来越有搭配感，多元化趋势。比如，妈妈可以穿着简单舒服的牛仔裤和纯棉 T 恤，小宝宝可以搭配同色系的爬衣，爬衣的颜色应与妈妈的 T 恤颜色相近。另外，妈妈还可以搭配一条围巾，宝宝还可以搭配口水巾。这样都可以起到亲子装的效果。

配饰也是亲子装搭配的重点。妈妈和女儿可以通过选择配饰的方式来穿出亲子风格，如发夹、丝巾、腰带等，这样的小细节还会增添一些趣味性；爸爸则可以通过帽子、围巾等配饰穿出亲子装的感觉。另外，同款型的帆布鞋、洞洞鞋、运动鞋等也可以穿出亲子风格，如果是小女孩，母女俩还可以一起穿小皮鞋外出。

总之，亲子装并不拘泥于某一种风格，妈妈可以发挥自己的审美和创意，通过对色彩、风格等进行搭配，就可以组合出甜美、自然、复古、简约、休闲、运动等数种亲子风。

亲子装亲手 DIY

亲子装不一定要购买成衣，妈妈也可以在家自己亲手做，这样既可以省钱，又能穿出浓浓爱意。比如，购买毛线自己在家织毛衣，自己和老公可以是开衫，宝宝是套头毛衣，毛衣上还可以勾勒一些可爱图案，这样一家三口一起穿上，肯定很有韵味。如果你既不会缝纫，也不会编织，你还可以选中穿衣风格，拍好照片后，找到一家定制裁缝店专门定制，效果肯定也不会差。

五、身体保养不可少

　　产后新妈妈，要想成为一个健康辣妈，那么身体的护理就必不可少了。毕竟，身体才是革命的本钱。产后新妈妈只有进行了正确的身体保养，才能更快地使身体和体形恢复到产前状态，重新做回窈窕美丽的超级辣妈！

1. 剖宫产术后的自我护理

　　剖宫产不同于自然分娩，手术伤口大、创面广，又和藏有细菌的阴道相通，有很多并发症和后遗症。术后加强自我保健，对于顺利康复至关重要。剖宫产妈妈的自我护理要点包括：

　　◆术后配合输液，以补足水分。术后6小时可进食一些流质食物，术后第2天可吃一些半流质食物。

　　◆尽早活动，防止肠粘连、血栓形成、猝死。麻醉消失后6小时，上下肢可做些收放动作。一般而言，术后24小时应下床活动。

　　◆注意阴道出血量，如发现超过月经量，应通知医生，及时止血，以防诱发其他疾病。

　　◆打喷嚏、咳嗽等大幅度动作发生时，应用手压住伤口两侧，以防伤口裂开。

　　◆女性尿道短，加上留置导尿管易造成逆行感染，应及早拔除导尿管，拔除后3～4小时应及时排尿。排尿困难或无尿意时，仍需努力尝试。若仍然排不出，应请求医生指导，切忌憋尿。

　　◆术后由于机体对手术创伤的反应，术后1～3天，新妈妈会有低热现象，但一般不超过38摄氏度。若体温持续升高，则应提防是否发生了其他感染，应及时就医处理。

　　◆在经期剖宫产伤口处疼痛，后期可出现腹部肿块，需要警惕子宫内膜异位症，应及时就诊治疗。

　　◆回家后如果恶露明显增多，如月经样，应及时就医，最好直接去原分娩医院诊治。

　　◆术后新妈妈脉搏、血压均低于术前，若脉搏加快、血压明显降低，应考虑是否还有原发或继发性的出血症状，应立即就医处理。

　　◆根据伤口的愈合情况安排性生活，并采取避孕措施。

2. 产后坐月子的家居环境

月子期间，新妈妈的生活起居都在特定的空间内进行，为此，坐月子时营造一个良好的家居环境，显得十分必要。由于产后新妈妈的身体处于相对虚弱的情况，居室环境的创建应考虑其安静度、整洁度和舒适度。

保证卫生

在新妈妈出院前最好对家里进行清洁，家具、寝具也应用消毒剂进行清洁或消毒，亦可通过阳光曝晒来消毒。厨房和卫生间的卫生也不容忽视，要随时清洁便池的污垢，垃圾也应随时清理，以免污染室内空气。护理、照料新妈妈时，家人或其他护理负责人也应注意卫生，保持清洁。

保持房间温湿度适宜

新妈妈不宜居住在敞、漏、湿的环境里，居室应温暖、舒适。冬天温度要保持18 ~ 25 摄氏度，湿度要保持30% ~ 50%；夏天温度要保持23 ~ 28 摄氏度，湿度要保持30% ~ 40%。

室内温度最好保持恒定，以 20 ~ 22 摄氏度为宜，避免室温过高或过低，或忽高忽低。通风换气时，室内温度变化不宜超过 0 ~ 3 摄氏度。冬季取暖炉不可靠近新妈妈或宝宝。夏季空调的温度不宜太低，以 28 摄氏度为宜，而且应间断使用，开窗换气。

保持通风

虽然新妈妈们要避免风寒和潮湿，但不要紧闭门窗。室内空气混浊、憋闷易使母婴患呼吸道感染。空气清新能使新妈妈保持愉悦的心情，益于消除疲劳、恢复健康。居室一定要定时开窗透气，每天通风时间至少要保持在 20 分钟，给母婴提供足够的氧气，但要避开风口。

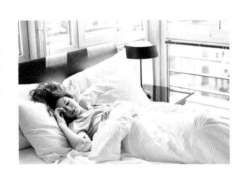

减少亲戚朋友探访

新妈妈坐月子的居室空间有限，休养需要安静的环境，加上宝宝和新妈妈自身的身体都处于相对脆弱的阶段，需要一个没有细菌干扰的环境。亲戚朋友入室探望，一是会影响产妇和宝宝的休息，二是外来的人多会带进来一些病菌，容易引起新妈妈和宝宝感染疾病。所以，最佳的探视时间应该在满月以后。

3. 月子妈妈睡不好会有后遗症

对于月子期的新妈妈而言，睡上一个好觉是一件很奢侈的事情，月子期睡不好会引起一些后遗症。国外有研究表明，许多新妈妈在孩子出生后第一年出现产后抑郁症，可能只是缺乏睡眠的迹象。还有调查发现，新妈妈如果睡眠不足，体重很容易增加，特别不利于恢复体形。因此，新妈妈在月子期间应掌握一些方式进行充分休息。

随宝宝的休息规律睡觉

一般情况下，处于新生儿时期的宝宝睡眠时间在 20 个小时以上，而成人的睡眠只需 8 小时。由于宝宝的睡眠规律和新妈妈的睡眠规律差距较大，再加上产后体虚，夜间需起夜照顾宝宝，往往会让新妈妈疲惫不堪。所以，当宝宝入睡以后，新妈妈一旦感到疲劳，不要管是什么时间，都可以躺下休息，不要因为睡眠时间短而不休息，因为就算是短时间休息也能让新妈妈保持足够的精神。

睡前做点放松活动

在睡觉前的半个小时里，新妈妈不用忙着做家务或给宝宝准备各种各样的东西，要知道，自己睡眠不够会影响身体健康，身体不健康的情况下又怎么照顾宝宝？在睡前的半小时里可以做点较为轻松的事情，比如洗澡、静静地读书、听音乐……这样既放松身心，又有利于睡眠。

睡前 3 小时适量锻炼

人在睡觉前进行适量的锻炼，如散步，不仅有利于助眠，还能提高睡眠质量。而且新妈妈的睡眠质量本来就有异于常人，更需要通过做些适当的锻炼来改善。但是，睡前锻炼的时间最好在睡前 3 小时左右，这样既不会使人兴奋，又能使人安然入睡。

和宝宝分开睡

新妈妈睡觉时总会担心自己的活动会不小心压到宝宝或者弄醒宝宝，因而睡觉时总是很紧张，从而睡不踏实，影响睡眠质量。因此，新妈妈月子期间可以和宝宝分开睡，为了照顾宝宝可以在睡床旁边添加一张婴儿床，既能避免压到或弄醒宝宝，又能好好休息。

4. 不可取的"捂月子"

在一些传统的坐月子观念中，认为月子期间就要"捂"，比如不能外出，不能开窗，要包裹头巾，即使是夏天身体也要包裹严实……月子里防风防寒没有错，但是"捂月子"对母婴双方都会产生不利。为此，对于传统的"捂月子"观念，新妈妈不应照单全收，应有所变动。

所以，月子期妈妈应该适当打开门窗，保持室内空气流通，并利用空气消毒法简单、便捷、有效地减少室内的病菌。但是通风时，新妈妈和宝宝最好移步去另一个房间，或者每次只开一个窗户，避免形成对流风，让风直接吹向自己和宝宝。衣着方面应注意保暖，不要暴露太多皮肤，不要光脚。但也不要捂得太厚、太严实，应根据自身的情况适当减少衣物。尤其是夏季不要"捂"过头，以免影响汗液蒸发，不利于散热，从而造成中暑。

5. 产后忌操劳

产后新妈妈适当进行一些锻炼，可以帮助身体尽早恢复。但是，毕竟处于一个身体相对脆弱的阶段，新妈妈的身体恢复过程相对常人来说较为缓慢，适当锻炼并不意味着需要操劳。若产后新妈妈过于操劳，不仅起不到促进身体恢复的效果，反而会适得其反，后果不堪设想。

新妈妈产后操劳，容易使身心处于疲惫状态，从而产生精神抑郁，也容易使人皮肤老化。同时，产后妈妈本身就性欲低下，操劳更是会使其身体疲惫，无心性生活，影响夫妻生活质量和关系。此外，显而易见，产后操劳易给新妈妈身体健康造成伤害，身体不健康的情况下也无法安心育儿。

所以，新妈妈在恢复各类劳动之前最好到医院做一下产后检查，检查结果正常后才能从事劳动。而且，产后新妈妈就算是条件有限也不要过度操劳，比如一些体力活可以让丈夫分担，心里有所担忧顾虑的事情也可与丈夫一起商讨解决。

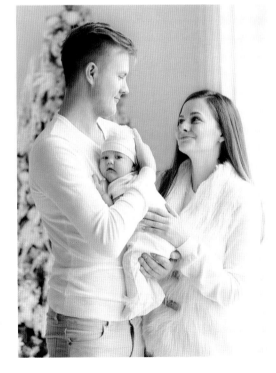

6. 恶露是产后健康的镜子

一般而言，产后新妈妈的阴道里会流出一些分泌物，其中有血液、坏死的蜕膜组织及宫颈黏液等，这就是恶露。产后排出恶露是一种正常现象，但是恶露如果长时间淋漓不尽，就应警惕健康问题了，应及时就医。

正常情况下恶露会带有血腥味，但是没有臭味。每个新妈妈的恶露排放量也有所不同，平均排放量约为 500～1000 毫升。另外，恶露持续排出的时长也不尽相同，一般情况下需要 3 周左右。

正常的恶露分为 3 种：

◆血性恶露。在产后第 1～4 天内排出，量比月经略多，与经血相似，呈血红色，含血液、蜕膜组织及宫颈黏液，有时带有血块。

◆浆液性恶露。在产后第 4～6 天内排出，呈淡红色，含少量血液、宫颈黏液及较多的阴道分泌物，并带有细菌。

◆白色恶露。在产后一周内排出，呈白色或淡黄色，形状像白带，但量比白带要多，含大量白细胞、蜕膜组织及细菌。

若产后 2 个月以上恶露仍然淋漓不尽，那就是恶露不净了。新妈妈若产后出现以下情况，则提示存在恶露异常的情况：

◆产后 3 周，恶露仍然呈红色。

◆恶露有臭味，或子宫有触痛，或伴有低热、下腹疼痛、子宫复旧不良，则提示有宫腔感染。

◆恶露量大，颜色暗红，带有血块，有秽臭气味，腹痛连续超过 1 周，则有可能提示盆腔炎症。

◆恶露不净，出血量时多时少，内夹血块，伴有阵阵腹痛，则表示组织物残留，如胎盘残留。

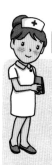

温馨提示：产后新妈妈应重视恶露的处理

产后新妈妈应重视恶露的处理。恶露前应先洗手，用消毒纸巾或药棉，由阴道向肛门方向擦拭，若阴道或会阴有伤口，应避免从伤口处擦拭，不重复使用消毒纸巾或药棉。另外，应勤换卫生垫和内裤，谨遵医嘱服药或坐浴，亦可尽早下床活动，促进恶露的排出。

7. 坐月子刷好牙

新妈妈在怀孕后，由于内分泌的变化，或维生素 C 的摄入不足，会出现牙龈充血、水肿及出血情况，特别是刷牙时更容易出血。另外，怀孕后牙齿的矿物质往往补充不足，牙齿的坚固性差。这些情况已对牙齿不利，再不注意口腔卫生的话，会使口腔内的细菌增多。在大量细菌作用下，食物残渣中的碳水化合物得以发酵、产酸，导致牙齿脱钙，患上牙龈炎、龋齿等，还容易出现口气、口臭等尴尬现象。

因此，新妈妈坐好月子的时候，也应刷好牙，做个牙口健康、口气清新的靓妈妈：

◆新妈妈在月子里应该每天坚持刷牙。在体力允许的情况下产后第 2 天就应该开始进行，最迟不超过 3 天。每天早晚刷牙，夜宵后刷牙，饭后漱口。

◆产后 3 天内最好使用手指清洁牙齿。具体做法：将食指洗净后，用干净的纱布缠住食指，把牙膏挤在纱布上，然后将食指放在牙齿上来回、上下擦拭，最后用食指按压牙龈几次，以活血通络、坚固牙齿。

◆产后第 4 天开始，新妈妈可以考虑开始使用硬度较小的牙刷来刷牙。尤其是牙齿松动的妈妈，需要使用优质的软毛牙刷，以减轻牙刷和牙齿之间的摩擦，避免加剧牙齿松动。也可使用盐漱（把约 3 克左右的盐放入嘴中，温水含之，溶化后冲洗牙齿），这样可以坚固牙龈。

◆新妈妈产后身体处于恢复状态，相对来说，较为虚弱，对寒冷、高温的刺激较为敏感。因此，刷牙时应用温水，最好在刷牙前将牙刷用温水泡软，防止刺激牙齿和牙龈。

◆刷牙的时候，要轻轻地刷，慢慢地刷，不能像以前那样，为了赶时间快速搞定而用力较猛。应保护好牙龈，温柔以待。

◆刷牙时，应采用正确的刷牙方式：顺着牙齿生长的方向，上牙从上往下刷，下牙从下往上刷，咬合面水平方向来回刷。此外，牙齿内外、牙缝处、舌苔等地方都需刷干净，以免食物残渣的堆积给牙齿带来伤害。

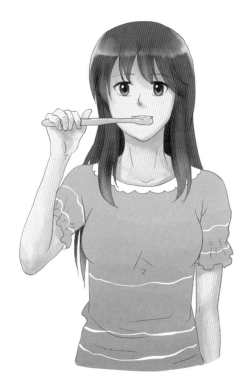

8. 会阴侧切的伤口护理

在新妈妈的分娩过程中难免会进行会阴侧切术，在产后护理方面若有所疏忽，容易造成产后新妈妈的阴部感染，甚至滋生其他一些生殖系统疾病，如阴道炎等。因此，会阴侧切伤口的护理，应该有针对性地给予特殊照料。具体方法如下：

注意术后切口情况

若在术后 1 ～ 2 小时内，伤口出现疼痛，且越来越厉害，很可能是缝合前止血不够而形成的血肿，应马上与医生联系。有血肿时，可以用 500∶10 硫酸镁溶液冷敷。

保持会阴清洁

分娩时会阴部容易自然撕裂，也会因为手术而切开，这些伤口的愈合一般需要 3 ～ 5 天。因此，要特别注意会阴部的清理，新妈妈可以每天用温开水清洗 2 次，还需用专用的消毒液擦拭冲洗外阴，以防细菌滋生。此外，需要及时更换内裤。

采取合适卧位

产后最初几天，新妈妈宜采取右侧卧位，促使伤口内的积血流出，不至于内积而形成血肿，影响伤口愈合。同时，也可防止恶露中的子宫内膜组织流入伤口，避免形成子宫内膜异位症。待伤口愈合得较为牢固、恶露难以流入时，便可采取左右轮换卧位。

注意饮食

会阴侧切后应该避免吃一些不利于伤口愈合的食物，如辛辣刺激性食物、海鱼类食物等。反之，可以吃一些有利于伤口愈合的食物，如会阴切开后一周内，以半流质食物为主，以防大便干燥引起便秘从而影响伤口愈合。便秘时食用一些润肠的食物，如香蕉，防止引起伤口开裂。

防止伤口裂开

会阴部位经撕裂和侧切后，若用力过度，容易使裂口变大。在拆线后的 2 ～ 3 天，新妈妈下蹲动作应避免过大。坐立时，新妈妈应该将身体中心倾斜至健侧（即健康的一侧），以减轻疼痛，并防止伤口受压，切口表皮错开，出现伤口撕裂。避免摔倒或大腿过度外展而使伤口裂开。上厕所时，先收敛会阴和臀部，再下蹲或往下坐，便秘时，避免用力过度。

而且，新妈妈不宜在伤口拆线当日出院，因为容易出现伤口裂开的情况。如果回家后伤口裂开会带来很大不便。产后一个月内，也应注意不要提举重物，不要做任何消耗体力的活动，如幅度较大的家务和运动等。

9. 清洗阴道有讲究

产后新妈妈子宫会排除恶露，阴道、子宫颈、外阴及子宫内创面尚未愈合，外阴及肛门周围常有血迹秽浊，新妈妈稍不注意就会发生感染，引起阴道疾病。那么产后该如何清洗外阴呢？下面就会给你答案。

◆备好自己的专用清洗盆和专用清洗用具、毛巾。清洗用的器皿在使用前要洗净，并进行消毒，且不可与其他人混用，以防交叉感染。毛巾使用后要晒干或在通风处晾干，最好在太阳下曝晒，有利于杀菌消毒。

◆大小便后应首先用纸巾从前向后擦拭干净，再用温水对阴道和肛门进行及时清洗，防止尿液和便渍停留在底裤上，滋生细菌，使病菌伺机拐入阴道或尿道，引起阴部或尿道炎症。

◆外阴部位清洗干净后，新妈妈应该采取由前向后的方式进行擦拭，切忌由后向前擦拭，以免感染。

◆一般而言，不要在阴道内清洗，清洗外阴即可，避免不洁物体侵入阴道。每次冲洗时，要先擦去分泌物，然后用温开水先冲洗外阴，再清洗肛门处，擦洗肛门后切记不要再洗外阴。

◆会阴切开的妈妈术后 3 天内医院会有完善的清洁措施，多用有消毒作用的洗液冲洗外阴。出院后则需要产妇自己每天用温开水或每天用 1：5000 的高锰酸钾溶液冲洗会阴部的伤口至少两次，大小便后用温水从前向后清洗会阴部。

◆会阴有伤口的情况下，若新妈妈伤口缝合处有痛痒感，可尝试使用温水溶解一小匙碳酸氢钠（小苏打），小便后擦干净后进行坐浴。

◆会阴切开伤口愈合情况不佳时，坚持用 1：5000 的高锰酸钾溶液坐浴，坐浴前清洗肛门，以免造成污染，每天坐浴 1 ~ 2 次，每次 10 ~ 20 分钟，持续 2 ~ 3 周。用清热、解毒、散结的中药（请中医医师开药）煎液清洗伤口也有很好的效果。

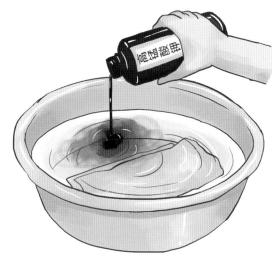

10. 产后脾虚小心"阴吹"

阴道经常有气排出，状如放屁，自己无法控制，严重时簌簌有声，连续不断，这就是中医所说的"阴吹"。中医所说的阴吹之疾，多指阴道壁和盆底组织松弛及一些神经官能症。常发生于身体虚弱、精神抑郁、气机不畅的经产妇，产后阴吹人群比较多，多因脾运不健、肠胃燥热或因痰湿停聚引起。因此，中医认为，"阴吹"实质是脾虚的表现。产后失调的妇女，往往伴随脾虚，虽然损伤不严重，但是其肌肉恢复较慢。在这种情况下，当阴道形成负压（如仰卧、吸气等）时，空气即进入阴道最深处，当起身或增加腹压时，空气即从阴道排出，并常有响声。

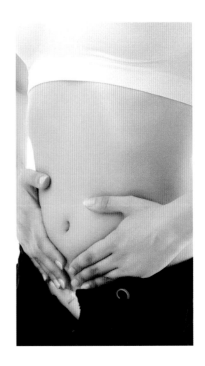

"阴吹"不仅仅是阴道松弛的一种表现，影响夫妻间的"性"趣，往往更是一种令女性难以启齿的尴尬。面对"阴吹"，产后新妈妈应保持良好的心态，采取一些正确的措施来赶走尴尬：

◆首先要注意产后调理，食用一些益气健脾活血的中药，让产道尽快恢复。

◆然后，要注意外阴清洁，日常要用 pH 为 4 的弱酸性女性护理液清洗外阴，维护阴道自洁功能。

◆此外，避免不洁性生活，以防感染病菌。

◆另外，饮食上，可食用党参、茯苓、淮山、陈皮、扁豆等健脾的食物，经常饮鸡汤，鸡汤有扶正的功效，对产后新妈妈恢复身体非常有益。

◆最后，保持大便通畅。避免阴部结构受挤压，形成"阴吹"。

除了上述情况以外，可以尝试一些收缩阴道的锻炼方法，如做做骨盆肌肉锻炼，有助于锻炼阴道、肛门括约肌及盆底肌肉的收缩力，可每天做 2～3 次，每次以 15 分钟为宜。具体做法：深吸气，紧缩肛门 10～15 秒，然后深呼气，放松肛门，如此重复。在站立、走路时，也可用力夹紧大腿内部肌肉和会阴，保持几秒钟，然后放松，如此重复。小便前，可先憋住几秒后排放，大便前亦可先憋住，提缩肛门 10～15 秒后放松，再排便。

11. 产后不宜过早恢复性生活

产后过早恢复性生活，会给新妈妈的身体带来严重的影响，通过新妈妈，新爸爸也会受到一定的影响。具体影响如下：

◆影响新妈妈子宫内膜的愈合，极大可能引起细菌感染，延长恶露时间，导致子宫内膜炎、子宫内膜异位、阴道炎、输卵管炎、月经不调等疾病。

◆产后新妈妈雌激素水平较低，阴道黏膜皱襞减少，不够滋润、弹性差。此时进行性生活极易导致孕妈妈疼痛，甚至造成阴道、会阴撕裂。尤其是在会阴侧切术后未恢复的情况下过早同房，可能会导致伤口疼痛、出血，影响伤口愈合。

◆产后新妈妈的身体处于恢复期间，相比常人而言更为虚弱，内分泌也处于调整状态，照看宝宝也会消耗部分精力，性欲低下。过早进行性生活，会影响到夫妻双方的快感，促使夫妻性生活不和谐，影响夫妻间的感情。

◆新妈妈产后容易受到疾病感染，过早进行性生活，尤其新妈妈身体受到疾病感染时，如阴道炎，通过性交，新爸爸的身体健康也会受到影响，感染一些疾病。

因此，产后新妈妈不宜过早恢复性生活，应该根据自身情况，适时而定：

◆一般而言，分娩后，子宫内膜创面的恢复需要在产后 56 天左右才能完全愈合。凡正常分娩的新妈妈，56 天内不能过性生活。若经生殖系统检查合格，医生判断具备进行性生活的身体素质后，可进行性生活，且在性生活时使用避孕套。

◆一些有过剖宫术、产钳术、会阴、宫颈缝合或产褥期疾病的新妈妈应将性生活的计划推后。剖宫产妈妈一般在产后 3 个月恢复，产钳或缝合术者应在伤口愈合、瘢痕形成的情况下，约产后 70 天再进行性生活。若有发热、宫内感染等情况需等症状痊愈，身体完全恢复后才过性生活。

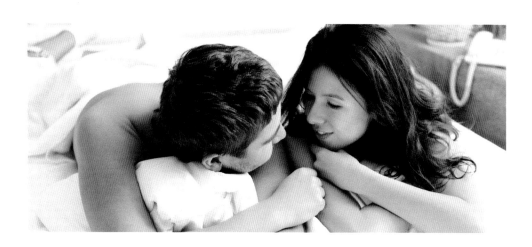

【产后心理调适，做阳光辣妈】

新生命的降临给新妈妈及整个家庭都带来了欢乐和幸福，但随之而来的家庭生活的变化、女性身体外形的变化及健康状况等，或多或少都会给新妈妈带来一些烦恼和忧郁，使新妈妈的情绪变得有一些不稳定，成为"辣妈"蜕变之路上的绊脚石。所以，不论你有没有意识到自己状态的改变，重视心理调适、克服产后不良情绪，都是每一位新妈妈的必修功课。

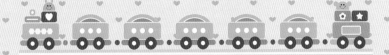

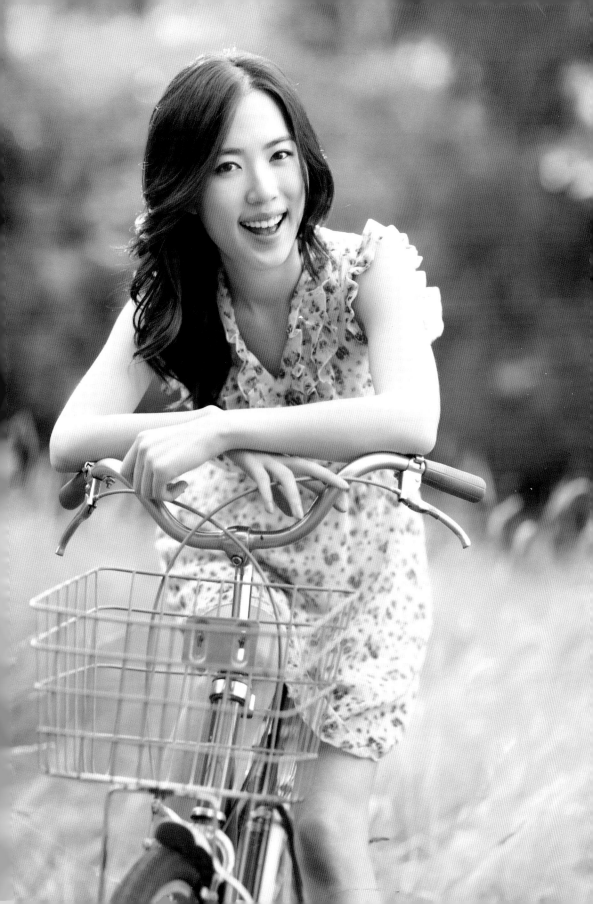

一、影响产后心理健康的因素

刚刚完成了辛苦的分娩工作，新妈妈的身心都会发生巨大的改变：突然出现在眼前的小生命，体内激素水平的影响，繁琐的月子生活，对未来生活的不确定性，等等，都会影响到新妈妈的心理，甚至对宝宝和家人都会造成影响。

1. 激素水平的变化

激素就是我们常说的"荷尔蒙"，虽然在人体内的含量不多，但是对健康发挥着重要的作用。人体内存在着各种各样的激素，它们通过影响细胞的新陈代谢来调节我们的生理活动。对于产后新妈妈来说，在怀孕与生产过程中，雌激素、孕激素、皮质醇、甲状腺激素等各种激素的分泌均发生了显著的变化，它们正是诱发新妈妈情绪大幅波动的罪魁祸首。

雌激素

在整个孕产期，雌激素的水平都在不断变化。随着妊娠的进展，孕妇体内的雌激素水平逐渐升高，至妊娠晚期达到峰值，为月经周期最高值的近50倍。分娩后，雌激素水平急速下降至基础水平。这种变化产生的极大反差，致使产妇脑内的儿茶酚胺减少，这是诱发产后心理异常的一个重要原因。

孕激素

与雌激素协同产生作用的孕激素，也经历着类似于雌激素的变化过程。妊娠后，孕妇体内的孕激素水平不断升高，但在产后几天迅速下降到正常值，哺乳时甚至可降到正常值以下。孕激素下降幅度越大，产后抑郁症发生的概率就越高。

肾上腺皮质功能

临床常将肾上腺皮质功能的变化检测作为诊断产后抑郁症的重要指标之一。研究表明，产妇在产后2~5天可出现高水平的皮质醇。肾上腺皮质激素、皮质醇增高可通过损伤海马、蓝斑等促使新妈妈产生认知功能障碍，出现情绪低落、失眠。

甲状腺激素及其他身体激素

甲状腺激素在调节情绪方面有着重要作用，甲状腺激素水平低的女性往往更容易出现情绪低落、活动减少等抑郁症状。另外，下丘脑激素、垂体激素等激素水平的变化也会改变大脑中枢神经物质的含量，间接影响到人的情绪。

2. 产科并发症

分娩虽然只有短短数小时，最长也不过一两天，但分娩的过程却远没有想象中的那么简单，也并非所有的产妇都能顺利分娩。如果在分娩过程中遇到不顺利的情况，更会影响新妈妈产后的身体和心理状态。尤其是从妊娠到分娩的过程中出现过并发症的新妈妈，更容易带来极大的心理压力。已有研究表明，有产科并发症的产妇，产后抑郁症的发生率明显高于正常分娩者。

相比于自然分娩的新妈妈，剖宫产妈妈心理压力更大，这可能与产后疼痛、出血、活动不便等有很大关系，进而导致产后抑郁。如果分娩过程中有难产、滞产的情况，产妇非常容易出现紧张、恐惧、担忧等情绪，导致心理和躯体的应激反应增强，进而诱发产后抑郁。

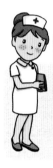

温馨提示：认真做好每一次产检

孕期疾病和分娩时的异常是导致产科并发症的重要原因，做好产前检查，发现异常及时纠正和处理，可以让生产更顺利，而且能有效预防产后并发症的发生，对防止因疾病引发的不良情绪有帮助。

3. 过度担心产后容貌和身材的变化

爱美是人之天性，尤其是现代女性，无论何时都希望自己看上去年轻又美丽。但是产后初期，常常可以看到很多女性的脸上出现蝴蝶斑、黑斑、皮肤松弛、变黑，头发枯黄、稀疏，身材走样，乳房下垂……眼看着自己变成了一个彻头彻尾的"中年妇女"，是不是心里有点惊慌？继而产生怀疑与焦虑：自己还能回到孕前的姿态吗？特别是那些从事演艺、教育、服务等行业工作的年轻女性，更是迫切希望还原自己的美丽。

如果随着时间的推移，发现自己的身体依旧臃肿，脸上的黑斑依然清晰，这种怀疑和焦虑的情绪便会加深，给女性心理健康带来负面影响。

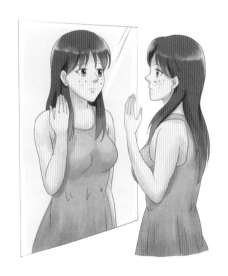

4. 对角色转换的不适应

很多女性产后患心理疾病，和产前产后的身份地位变化有关系。在孕期，准妈妈是大家最关心的，享受着丈夫和家人的宠爱，而产后大家的注意力可能都会集中在新生宝宝身上，这种落差感让很多新妈妈都会有失落的感觉。

从另一个角度来讲，有很多女性，虽然做了妈妈，但内心深处依然住着一个"小女孩"，对于生命中突然多出来的鲜活小生命，一时可能难以接受和适应，因而容易产生焦虑或抑郁的情绪。还有一些初为人母的新妈妈，常常由于没有经验或比较紧张，担忧自己是否能胜任母亲的角色，是否能养育好小宝宝，随之而来的育儿重任常会让新妈妈感到茫然和焦虑。

5. 与长辈月子观的分歧

"不能洗头洗澡，不能吹风，不能下床，不能刷牙……"长辈口中的坐月子简直是各种奇葩要求大盘点，年轻妈妈满脸不屑，"老古板，看人家外国妈妈生完宝宝第二天就能出门了。"过来人意味深长，"等以后有月子病，你就知道后悔了。"

到底该听谁的？其实每个人的想法都受环境、教育和生活经历的影响，老一辈人有老一辈的观念，小年轻有小年轻的想法，碰撞在一起难免有摩擦。很多新妈妈认为老一辈的观点缺乏科学根据，对此不屑一顾。其实，长辈的唠叨和叮咛或许不够科学、前卫，但体现了对你的关心和爱护，新妈妈应该报以宽容之心，感受他们的善意和用心良苦。同时在条件允许的前提下，坚持科学坐月子。

6. 对孩子过度关注

有的产妇自宝宝降生后，就立刻把宝宝当做是自己生活的全部，时刻盯着宝宝，生怕有任何闪失而耽误了宝宝的成长。

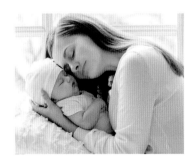

这种情况下，一旦发现自己的宝宝在哪些方面的发展不尽如人意，就会焦虑万分，不知所措。例如，有些新妈妈奶水不足，无法实现母乳亲喂，心里非常难受，担心孩子得不到最好的营养，于是陷入自责和忧虑之中；还有的新妈妈，宝宝刚出生就想到他将来的抚养教育问题，比如上什么大学、什么时候出国、学什么专业，等等，这些问题越想越感到心烦意乱，时间久了，既不利于自己的身心健康，对宝宝也无多大益处。

7. 担心孩子的健康问题

有的宝宝患有比较严重的先天性疾病，比如先天性心脏病、唐氏综合征等，这对整个家庭尤其是新妈妈来说无疑是一个巨大的打击。当一趟趟求医问药收效甚微时，当给宝宝喂奶宝宝总也吃不好时，伤心、无奈和无助的心理压力几乎可以压垮每一位新妈妈。

还有一些宝宝先天体质弱，动不动就咳嗽、感冒、发烧，看起来不是大问题，但如果频繁发生，也会弄得新妈妈心力交瘁，增加新妈妈的心理压力。

8. 对丈夫的过度依赖或苛求

新妈妈刚生完孩子后的一段时间，往往会感到身体异常虚弱，这时，她会认为家人特别是丈夫，理应好好照顾自己。如果丈夫对自己态度敷衍，心里就会不平衡，产生无助感。丈夫的一些小差错，也可能会被新妈妈无限放大，从而引发家庭大战，有的新妈妈甚至为此哀叹自怜。这种状况如不能及时制止，会对新妈妈的心理造成极大的创伤。

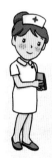

温馨提示：丈夫的关心也应有度

丈夫和家人对新妈妈的关心也应把握好度。的确，产后新妈妈更需要细心的照护，但也无须一直过度呵护，这样容易导致新妈妈的心理依赖性变强，活动量大减，心理上也处于消极、被动状态，对健康有害无益。

9. 职场压力

一些新妈妈刚生完孩子，就开始担心上班的问题，有的女性甚至从孕期就开始担心这个问题。担心自己的工作受到影响甚至失业，担心带完孩子后自己已经不能适应新的工作节奏。久而久之，这种担心就会形成心理压力，使新妈妈产生紧张、焦虑、患得患失的情绪。

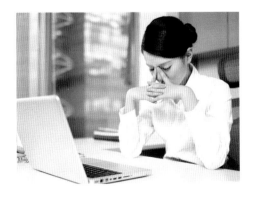

二、自我调适，克服产后不良情绪

　　学会控制情绪，放松心态，是每一位新妈妈必修的心理课题。无论你在怀孕期间，还是处在产后抑郁症或产后焦虑的危险中，花些时间运用下面介绍的这些方法，进行自我调整，让你开心迎接生活中的快乐和幸福！

1. 直视不良情绪

　　悲伤、痛苦、忧愁、自卑、羞愧、焦虑等产后新妈妈容易出现的一系列负面情绪体验，我们统统称之为产后不良情绪或产后抑郁。

产后不良情绪的危害

　　产后不良情绪不仅影响新妈妈的健康，阻碍宝宝的身心发育，还会影响夫妻关系和谐和正常的人际交往。

　　◆影响新妈妈的身体健康。身体抵抗力变弱，易患产后疾病；激素水平紊乱，诱发或加重子宫肌瘤、乳腺癌等疾病；影响人的食欲、睡眠，丧失生活的积极性。

　　◆阻碍宝宝的身心发育。当出现抑郁情绪时，新妈妈可能会拒绝照管孩子，厌恶或害怕接触孩子，甚至伤害孩子，既给孩子造成健康隐患，还会影响孩子的认知与情绪发育。

　　◆影响夫妻关系和人际关系和谐。患有产后抑郁的女性常常会无端嫉妒、猜疑，说话也尖酸刻薄，处理问题一意孤行，常常把不满情绪发泄到丈夫或周围人身上，这些都会严重影响夫妻关系的和谐与融洽，甚至给家人和朋友带来许多困扰。

正确并认真对待产后不良情绪

　　产后不良情绪的危害如此之大，每一位新妈妈都应正确面对它，并学会如何去战胜它。

　　◆新妈妈首先要承认并接纳自己的不良情绪。否定自己的情绪体验并不意味着消灭这些情绪，而是使他们被压抑到潜意识中，反而会变本加厉地影响我们的身心健康。

　　◆寻找情绪的根源，学会运用正确的方式调整自己的心理状态，及时分辨和主动缓解生活中的各种压力。如果感到症状严重，应当寻求医生或心理咨询师的帮助。只要积极配合，绝大多数产后新妈妈都能远离不良情绪。

2. 培养积极情绪

法国思想家卡迪尔说："人们常常认为被某件事情伤害了，其实，这种伤害大多起源于你自己对这件事的看法。"由此可见，你的生活快乐与否是由你决定的，只有你自己才能使生活过得更快乐。所以，调动自己的积极情绪吧，多一点满足、少一些埋怨，你一定会有更快乐的情绪体验。

珍惜每一个小快乐　生活中有许多大快乐，也有许多小快乐。因为有了这些大快乐，人们才更容易感受到许许多多的小快乐。但很多时候，快乐与满足也仅仅只是源于一些细碎小事，一些小快乐。珍惜生活中每一个小快乐吧，因为真正的幸福正是由许许多多的小快乐组成的。

拒绝完美主义　完美主义者往往较为自负，对自己、他人和生活的要求都很高，总是看到缺点，总是不知足，这样又怎么会感到快乐呢？任何人和事都是不完美的，新妈妈不妨尝试为自己或别人的错误做一个合理的解释，改变一下不切实际的想法，知足常乐。

每天笑一笑　微笑可以将面部肌肉的冲动传递到大脑的情绪控制中心，使神经中枢的化学物质发生改变，从而使心情趋于快乐、轻松，远离抑郁。

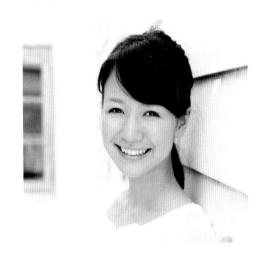

3. 把消极情绪宣泄掉

不良情绪是一种消极能量，积累到一定的程度就会发生质变，表现为明显的抑郁症状。而当你感觉抑郁或非常焦虑时，你常常会以一种特别消极的方式来看待这个世界，这在某种程度上又会加重你的焦虑或抑郁，形成恶性循环。所以，如果你意识到你对自己所处的境况看法很消极，就要赶在它们还没有形成抑郁症之前，就把它们释放出来。

倾诉　包括向好友、亲人或心理咨询师面对面倾诉，也可以通过电话、电邮、书信的方式来倾诉。

哭泣　研究发现长时间忧郁和悲伤，对心理的伤害非常大。情绪不好时痛快地哭上一阵，可以减轻或消除压抑、痛苦。

4. 自我放松训练

自我放松训练，又叫做放松疗法、松弛疗法。它是一种通过训练，有意识地控制自身的心理和生理活动，放松、改善机体紊乱功能的心理治疗方法。研究表明，进入放松状态后，呼吸频率和心率减慢、血压下降、全身的骨骼肌张力下降，并有四肢温暖、头脑清醒、心情轻松愉快、全身舒适的感觉，能有效改善对抗心理应激所引起的不良反应。

下面介绍几种常见的自我放松训练法，日常生活中都可以进行，新妈妈可以自己完成，也可以在家人的帮助下共同完成。记住，放松术并不能马上就解决问题，但坚持下来就会有意想不到的效果。

深度呼吸训练

平躺在床上，双手分别置于胸部和腹部。先吸气并隆起胸部，使意念停留在胸部，然后呼气。这样反复交替训练，不断体验胸、腹部的上下起伏及呼吸时舒适轻松的感觉。也可以选择一个空气清新的地方，自然站立，展开双臂的同时，想象新鲜空气自十指进入，随手臂经肩部到达头部、颈部、胸部、腹部，然后缓缓呼气，想象浑浊的空气沿着两条腿向下随十个脚趾排除，同时放下双臂，自然垂放。

渐进肌肉放松

学会绷紧、放松身体各部位肌肉，体验紧张和放松的感觉。经过大量、反复的练习之后，当你感觉紧张时，就可以自我引导肌肉放松。先缓慢深呼吸，然后按照前臂—双臂—双脚—小腿—大腿—面部（额部、眼睛、口腔、下巴等）的顺序，依次进行握紧或绷紧到放松的训练。

自我冥想训练

通过想象轻松、愉快的情景，如大海、小桥、流水、蓝天，或是欢乐的场景等，以达到去除烦恼、放松身心、调畅情绪的目的。冥想训练的效果取决于想象的生动性和逼真性，想象越清晰，效果越明显。一段时间后，你会发现自己的情绪和心理状态都发生了很大的变化。

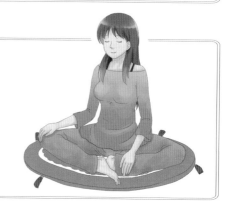

在身体放松状态下，通过默想和暗示某些观念、信条、经验，比如"我可以坚持下去的""今天很愉快""一旦决定了就要去做"……来改善自身的精神状态。

5. 音乐调控情绪

音乐的节奏可以明显改变人的行为节奏和生理节奏，不同的音乐可以引起不同的情绪反应。优美的音乐能提高大脑皮层的兴奋性，改善情绪，激发美好的情感体验，振奋精神，有助于消除紧张、烦恼、忧愁等不良情绪。同时，音乐也是一种独特的交流方式。新妈妈若感觉情绪消极或抑郁，可以学着用音乐自己调控情绪。

可以自行购买碟片或CD，通过聆听音乐来感受美好、快乐、温柔等各种美妙的感觉。曲目可以选择《蓝色多瑙河》《卡门》《仲夏夜之梦》《春江花月夜》《江南好》《二泉映月》《欢乐颂》《花好月圆》等或明朗、或轻快、或温柔、或激昂的音乐，达到抚慰心灵和心理治疗的作用。

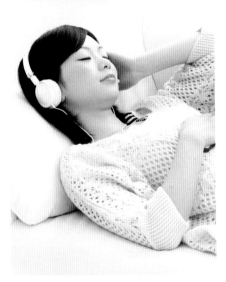

此外，不仅聆听还要参与，可以演唱、演奏，甚至创作。主动性的音乐调控，更容易激发热情与兴趣，在主动参与的过程中逐渐减少抑郁情绪，使自己变得开朗。有条件的，还可以进行即兴式表演，可以由钢琴或其他乐器作为引导，任意选择自己熟练的乐器跟上旋律与节奏，或歌或舞，还可以到歌厅、音乐房即兴演唱。

6. 提高自尊，提升自信

自尊是对自己抱有积极的态度，并悦纳自己。强大的自尊可以产生快乐，觉得自我有价值、有力量、有地位。如果自尊不够强大，一旦遇到挫折，就会感到无能与弱小而产生消极情绪。一部分有产后抑郁症的新妈妈便是如此。

对产后新妈妈来说，既要避免自尊发展过强成为虚荣心，也要避免自尊发展过弱成为自卑，可以从以下几个方面调节和控制自尊的发展，调控产后情绪：

珍爱自己，懂得欣赏自己　不论在何种情况下，发生任何事情，产后新妈妈都应该善待自己，肯定自己，相信自己是独一无二的。不要自卑，也不要害怕与人交往。

进行正确的社会比较　有些人喜欢把自己的能力、生活水平等，与社会上的其他人相比较，这种比较的结果可能是不愉快的、痛苦的，也是产后不良情绪产生的原因之一。其实，每个人都有自己擅长的领域，新妈妈不妨把自己在某些领域的长处与别人的长处进行跨领域比较，其结果就是各有所长，而不是非要争个高低。当然，拒绝更好，这样可能产生的消极情绪体验就会减少。

设定力所能及的目标　产后根据自己的实际情况调整自己的目标、理想与抱负，将其定位在一个实事求是的基点上，这样更容易体现自己的价值，对于提高自尊、消除产后抑郁，是非常重要的。

树立自己的生活目标　有些产后抑郁症患者患病的原因，是因为对自己缺乏信心，担心工作、育儿、家庭生活不成功。还有一些产妇常常会为长辈生男孩或女孩的期待没有实现而自责，产生自卑心理。我们要有自己的目标和主张，要有自我、自信，别人的期待就当做前进的动力吧！

7. 还原自己的年轻与美丽

经历过怀孕、分娩和产褥期，你是否觉得头发稀了、黄了，脸上也长斑了？是不是看着腰粗腿粗、乳房下垂、身材走样了？而且，平时对穿衣打扮也不像从前那么在意了，别人看着邋遢，自己也觉得老了。渐渐地，心里多了几分哀愁和忧郁。

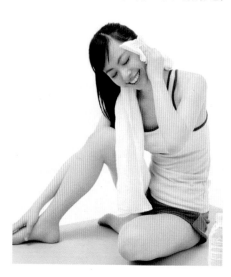

如果你正面临着这样的困惑或担忧，千万不要消极应对，这样对产后情绪调适非常不利。其实，产后的很多问题都会随着时间的推移和正确的调养而解决，新妈妈要做的就是努力还原自己的年轻和美丽。这样不仅可以驱逐消极郁闷的心情，还可以从中找回自尊和自信。

新妈妈在调养身体的同时，应注意多运动并长期坚持，常做产后健身操，同时注意肌肤保养、穿着、打扮得体。相信，当苗条的身材与红润的气色重新回归，你会变得比孕前更有魅力，而且那些烦恼和郁闷也会一扫而光。

8. 处理好与家庭成员的关系

产后的变化不仅仅是产妇自身的变化，同时也是整个家庭的变化。当浪漫的两人世界结束，宝宝成为家庭的重心以后，每个家庭成员重新调整自己的角色很有必要。

首先，要合理规划每个人的家庭职责，共同为宝宝担负起养育的责任。宝宝的衣食住行、早期教育等，每一件事都需要细心合理地规划，规划后分工合作，共同完成。当宝宝不缺吃穿、健康成长的时候，最开心的自然是每一位爸爸妈妈了。其次，要重新为家庭做行程安排。曾经规划的旅游计划、购物计划等都要取消，重新安排。原有的计划被打乱可能会有些不适应，但是细腻有条理的安排能让我们感受到更多的快乐而不是麻烦。另外，还需构筑和谐的夫妻关系。爸爸不要为了宝宝冷落妈妈，妈妈也不能因为宝宝而冷淡爸爸，夫妻关系和亲子关系一样重要。三个人一起做伴，和爸爸一起陪伴宝宝玩耍，温馨的家庭环境能让家人更加开心。

9. 建立良好的亲子关系

亲子关系的好坏直接影响到亲子双方的身心健康，对产后不良情绪的形成和发展有着很大的影响。建立良好的亲子关系可以从以下几个方面入手：

母乳喂养

哺喂母乳不仅仅是喂食，让宝宝消除饥饿，更重要的是母亲在与婴儿的肌肤接触、目光交流以及倾听触摸的过程中产生巨大的情绪和情感共鸣，母婴双方都获得一种安全感和静谧感。

与宝宝对话、玩耍

多和宝宝说话，可以使宝宝产生愉悦和兴奋的情绪反应，妈妈的心理上也会获得极大的满足感。对新妈妈来说，与宝宝一同玩耍，还能重新唤起自己的童心，体会到儿时的快乐，郁闷的情绪也会在玩耍中逐渐消失。

给宝宝拍照、记成长日记

宝宝每天的变化，宝宝重要的成长经历，妈妈都可以用照片或日记的形式记录下来。这是妈妈与宝宝共同成长的见证。

10. 饮食疗法，助你赶走产后抑郁

饮食疗法，是在中医学理论和现代食品营养学理论指导下，利用食物本身特性，生食或烹调，发挥其辅助医疗作用，或是利用药膳达到辅助治疗的目的。

一些食物中含有抗抑郁的物质，常吃对产生快乐情绪有帮助。产后新妈妈可以多吃一些符合健康标准又有益于预防产后抑郁症的食物，如全麦面包、深海鱼类、南瓜、香蕉、菠菜、樱桃等。同时，注意进餐时保持愉悦的心情。平时也应注意一些可能加重不良情绪的饮食禁忌，如烟酒、咖啡等会影响睡眠，加重抑郁情绪；偏食可导致营养不良，不利于积极情绪的培养，等等。

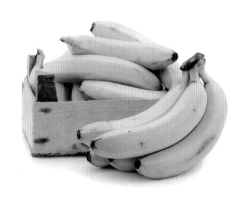

香蕉 ▼

香蕉中含有生物碱、色氨酸、维生素 B_6，可振奋精神，制造血清素，减少产后抑郁症的发生。

11. 必要时进行心理咨询和治疗

如果新妈妈正面临着产后不良情绪的困扰，通过自我心理训练作用不明显，那么，咨询心理师或者进行心理治疗是不错的选择。

新妈妈可以直接找心理咨询师进行面对面接触，也可以通过电话、网络或信函的方式与咨询师进行咨询。心理咨询有个别心理咨询和团体集体咨询两种形式，新妈妈可以根据自己的实际需求进行选择。咨询频率通常为1周1次或1周2次，面谈时间一般在50分钟左右。咨询结束后，咨询师通常会根据咨询情况进行分析治疗，并给出合理的解决方案。

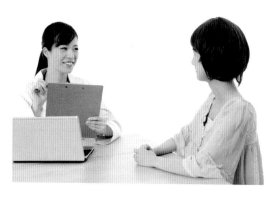

心理治疗是运用心理治疗技术，消除和减轻心理障碍，矫正不良个性与不适应行为，促进心理健康的一类工具和手段。其根本目的是帮助新妈妈调适情绪，使之能正常生活。心理治疗通常包括精神分析治疗、松弛疗法、认知疗法、情绪疗法、催眠疗法等多种方式，医师会根据患者的实际情况进行合理选择。